Beda M. Stadler – Glücklich ungläubig

Beda M. Stadler

GLÜCKLICH UNGLÄUBIG

Autobiografie

CAMEO

FSC
www.fsc.org
MIX
Papier aus verantwortungsvollen Quellen
FSC® C083411

1. Auflage 2021

Der Cameo Verlag wird vom Bundesamt für Kultur für die Jahre 2021–2024 unterstützt.

Lektorat: Susanne Schulten, Duisburg
Umschlaggestaltung, Layout und Satz: Cameo Verlag GmbH, Bern
Druck und Bindung: CPI books GmbH, Leck
ISBN: 978-3-906287-82-9

Inhaltsverzeichnis

Für meine liebste Ehefrau Heidi

Vorwort

In vierzehn Tagen wird man mir ein Loch von der Größe eines Fünflibers in den Schädel bohren. Ein guter Moment, um eine Zwischenbilanz für mich und mein Gehirn zu erstellen. Ich bin nämlich oft nicht einverstanden mit meinem Gehirn. Gerade eben, als es um die Wahl des Hirnchirurgen ging, war mein Gehirn wieder mal keine große Hilfe. Natürlich hatte ich all die Auszeichnungen, Ehrungen und Titel an den Wänden im Wartesaal gesehen, aber so etwas kann man sich auch selbst ausdrucken. Die einzige vernünftige Frage, die mein Gehirn produzieren konnte, war: «Wie viele Patienten sind Ihnen bei der gleichen Operation verstorben?» Da mein Gehirn die Antwort nicht überprüfen konnte, schaltete es mich, seinen Sklaven aus, um in die Irrationalität zu driften – genau das hasse ich an meinem Gehirn.

Fast die ganze Jugend hat es mich in dieser Irrationalität belassen und die Ratio, die Vernunft, vor mir versteckt. Mein ganzes Leben war ein Kampf gegen meine Unvernunft, um doch noch etwas Vernunft für mich zu ergattern. Genau das lief nun wieder ab. Ich fand, dass der Hirnchirurg für sein Alter gut aussah, dass sein Sprechzimmer geschmackvoll eingerichtet war und dass interessante Bilder an der Wand hingen – und nach wenigen Minuten kamen wir ins Plaudern. Er hatte damals noch Vorträge von mir zum Thema Immunologie besucht. Am meisten beeindruckte mich aber, dass in der Tiefgarage sein Ford Mustang mit 600 PS stand.

Jetzt war also klar: Einer, der so viele PS bändigen konnte, war genau der Richtige, um an meinem Gehirn herumzubasteln. Somit brauchte ich keine Zweitmeinung.

Ich hatte also wieder mal gegen mein irrationales Hirn verloren. Aber es gab auch Momente, in denen ich gewann. Von diesen Momenten handelt dieses Buch. Sie haben mich glücklicher gemacht. Jeder Verständigung mit meinem Gehirn gegen das Irrationale hat Ängste abgebaut und die Welt etwas schöner werden lassen. Da mein «Ich» ja nur eine Projektion meines Gehirns ist – etwas, das für uns alle gilt –, versuche ich, dem Denken manchmal seinen Lauf zu lassen, und verzeihe meinem Gehirn, wenn es lieber in vertrauten Mustern denkt als mit Vernunft.

Manchmal jedoch sollte man seinem Denkorgan trotzdem ordentlich auf die Synapsen hauen und etwas nüchterner – oder eben vernünftiger – denken.

Beda M. Stadler

Keine schöne Jugend

Wenn jemand sagt, er habe keine schöne Jugend gehabt, vermuten die meisten wahrscheinlich, dass er misshandelt oder missbraucht wurde. Aber auf die ersten drei Jahre bezogen, kann niemand diese Frage beantworten, da wir Menschen fast alles vergessen, was vor dem dritten Geburtstag passiert ist.

Da ich nach der Taufe auf den Altar gelegt wurde und meine Eltern ein Gelübde ablegten, dass ich Priester, lieber noch Bischof werden sollte, bin ich eigentlich froh, nichts mehr von den ersten drei Jahren zu wissen. Um diesem Gelübde Nachdruck zu verleihen, wurde die Äbtissin des Klosters Ilanz zu meiner Gotte erkoren und ein Kapuziner als Götti. Andere Kinder bekamen zu Weihnachten Geschenke, ich erhielt von der Äbtissin ein Heiligenbildchen, um es in mein Gebetsbuch zu stecken. Panini-Bildchen wären mir natürlich lieber gewesen, aber im Nachhinein bin ich heilfroh – die Gotte hat sich wenigstens nicht in meine Erziehung eingemischt.

Ich liebte hingegen meinen Götti, von dem ich allerdings nicht wusste, dass er einst Kapuziner war. Ich wunderte mich nur, warum jedes Mal, wenn ich bei ihm auf dem Schoß saß, ein Erwachsener aus der Verwandtschaft mich eiligst von dort herunterzog. Der Grund eröffnete sich mir erst vor ein paar Jahren. Der einstige Kapuziner-Novize war in ein österreichisches Kloster eingetreten und dort bereits in der ersten Nacht vom Abt missbraucht worden. Er schrieb verzweifelte Briefe an seine Eltern, die ihm aber keinen Glauben schenkten. Um die Situation für die Verwandtschaft akzeptierbar zu machen, wurde aus dem Kapuziner ein Schwuler, und die galten damals automatisch auch als pädophil – Gottes Wege sind schließlich unergründlich.

Mein geliebter Götti fand sich schließlich im säkularen Leben zurecht und wurde Reisender für Fleischaufschnitt-Maschinen, sah einer Mortadella nicht unähnlich und wurde zu einem großen Liebhaber von Bier.

Als Götti war er jedenfalls automatisch auch mein Firmgötti. Das Sakrament der Firmung soll Menschen auf ihrem Glaubensweg bestärken, es war also kein Wunder, dass man ihn auslud und ein Ersatz-Götti mir das Firmungsgeschenk des richtigen Götti überreichte. Diese goldene Uhr zierte fortan den Arm meines Vaters, der sie später meinem jüngeren Bruder gab. Der wiederum ließ sie nach einer Weile im Suff in ein Plumpsklo fallen. Im Nachhinein bin ich meinem Gehirn dankbar, dass es sich aus all diesen merkwürdigen Umständen rund um meinen Götti keine Verschwörungstheorie gebastelt hat.

Sobald ich lesen konnte, war mein erstes Buchgeschenk «Ursli und die erste heilige Kommunion», während Micky Maus verboten war. Es bahnte sich also langsam ein Konflikt mit Autoritäten und Glaubenssystemen an. Dass ich im Winter eine halbe Stunde zu Fuß durch den Schnee zur Frühmesse stapfte, war in dieser Hinsicht kein religiöses Problem, sondern reine Hilflosigkeit all denen gegenüber, die wollten, dass ich Messdiener wurde. Im kalten Glockenturm in die Seile zu springen und erst beim zweiten Mal im richtigen Moment, bedeutete auch, dass das ganze Dorf hörte, wenn die Glocke ins Stottern kam. Schließlich fiel mir am Altar vor ein paar alten Frauen und der religiösen Mutter meiner ersten Liebe das große Gebetsbuch herunter. Das gezischte «Du Trottel» des Priesters war so leise, dass ich noch hoffen konnte, dass die Mutter meiner Angebeteten dies nicht hörte. Als ich aber bei der Wandlung im falschen Moment die Glöckchen läutete und dafür eine Ohrfeige kassierte, wurde mir endgültig bewusst, dass mein Gehirn sich langsam mal melden sollte. Oder konnte mich jetzt mal die Pubertät beim Aufmucken unterstützen, damit ich solche fragwürdigen Autoritäten ablehnte?

Wenigstens fiel damals der Entscheid, dass ich möglichst nie einem Chef untertan sein wollte. Zu diesem Zeitpunkt ahnte ich allerdings noch nicht, dass mein Gehirn auch diesen Beschluss nicht beachten würde.

Meine Eltern hatten eine umfangreiche Bibliothek, allerdings ohne Bücher, die mich interessierten. Einzig die Enzyklopädien boten etwas Unterhaltung, weil ich darin Nacktheit fand. Bald kannte ich viele Bilder und Statuen, etwa die Venus von Milo. Pornografie existierte also in meiner frühen Pubertät nicht, und das Frivolste, was wir Jungs zu Gesicht bekamen, war ab und zu eine über die Grenze geschmuggelte italienische Illustrierte aus Domodossola. Ich hingegen wusste, dass allein schon meine Lüsternheit Sünde war. An jedem Samstag ging ich zur Beichte und war beim Überqueren der Straße besonders vorsichtig. Während jeder Woche kamen jedoch aufs Neue einige Male vergnüglichen Onanierens zusammen, wobei bereits ein einmaliges Tun ausgereicht hätte, um direkt auf dem Expressweg in die Hölle zu gelangen – zumindest hatten dies alle Religionslehrer behauptet.

Schon in zartem Alter hatte ich bereits ein stattliche Anzahl Kirchen besucht, da solche Besuche bei Ausflügen oder Ferien fast immer auf dem Programm standen. Die Bilder in den Kirchen waren zumeist sehr blutrünstig, und oft loderten darauf die Flammen der Hölle. Der Himmel hingegen, das erkannte ich schon früh, scheint bei den Katholiken nur ein nebelhaftes Fantasiegebilde zu sein. Ich habe jedenfalls bislang keine Kirchenbilder mit einem Himmel gesehen als einem Ort, an dem man Ferien machen, geschweige seinen ständigen Wohnsitz haben möchte.

Trotzdem war ich als Kind sehr religiös – aus Angst. Dies ist ein weiterer Grund, weshalb ich es meinem Hirn so übelnehme, dass es mir so lange jegliche Rationalität vorenthielt. Es wäre doch nun wirklich nicht schwer gewesen, mir damals so ungefähr Folgendes zu sagen: «Lass dich nicht ängstigen von Menschen, die ernsthaft glauben, dass ein Gott sich selber kloniert und seinen Klon, also sich selber, später ans Kreuz nageln lässt, obwohl er allmächtig ist. Weil er allwissend ist, hätte er doch wissen müssen, dass die Menschen, die er schließlich selbst gebastelt hat, gerne Spaß haben – was in seinen Augen jedoch Sünde ist. Nachdem er drei Tagen tot war, soll sein Klon dann auferstanden und trotz Löchern in Händen und Füßen herumgeflogen sein. Wenn der Allgütige jetzt aber behauptet, er hätte das alles nur veranlasst, weil wir, seine Produkte, gesündigt haben, sage ich, dein Gehirn: Da hätte ich ihm doch etwas mehr Intelligenz zugetraut, schließlich soll er irgendwann nach dem Urknall eingegriffen und uns und alle anderen Viecher erschaffen haben. Wir Sünder sind also sein Werk. Sollte es tatsächlich so etwas wie einen interstellaren Herrscher geben, der einem vielleicht sogar auf der Toilette zuschaut, sich aber darüber beklagt, dass wir so handeln, wie er es uns nun mal eingegeben hat, wäre es hohe Zeit, dass er sich bei uns für all den Unsinn, den er angestellt hat, entschuldigt.»

Etwas Spaß und Freiheit gab es in der Jugend schon auch, und das war unsere Bande. Wir Jungs verbrachten ganze Tage im Wald und bauten eine eigene Hütte mit gestohlenen Verschalungsbrettern. Die Polizei wusste jedoch von diesen Brettern und entdeckte leider unsere Bude von der Straße aus. Wir wurden also abtransportiert und ins Café Commerce gebracht, wo der Besitzer der betroffenen Baufirma bei seinem Glas Wein saß. Als Grund für unseren Diebstahl gaben wir an, einen geheimen und sicheren Ort zu benötigen, wo wir unsere Bierflaschen verstecken könnten, da wir schließlich zu jung seien, um in eine Beiz zu gehen.

Diese Erklärung gefiel dem alten Säufer dermaßen gut, dass wir die Bretter behalten durften. Zudem spendierte er eine Runde, nicht ohne zu fragen, ob die beiden Polizisten damit einverstanden seien, wenn er uns zu seinen Zöglingen erklärte. Leicht betrunken, aber glücklich, stellte ich fest, dass ein Gehirn einen Diebstahl auch als Spende betrachten kann – die Beweggründe für den Diebstahl müssen nur einleuchtend genug sein.

Unser Schulhaus war sauber nach Geschlechtern in zwei Hälften getrennt. Nicht mal in der Pause bekam man einen Rock zu Gesicht. Das Haus gibt es noch, und jedes Mal, wenn ich es sehe, frage ich mich, welche Moral wohl heute dort gepredigt wird, insbesondere, da es heute «Sepp Blatter Schulhaus» heißt.

Ich war übrigens ein guter Schüler und musste nur wenige Hausaufgaben machen, da ich meistens in der Klasse gut aufpasste. Ich hatte also kaum Schulängste außer einer: Ich konnte keine Gedichte auswendig lernen. Weil ich aber meistens alles wusste, hat während meiner ganzen Schulzeit tatsächlich niemand gemerkt, dass ich nichts wortwörtlich auswendig lernen kann. Angst hatte ich aber trotzdem, wenn wir ein Gedicht lernen mussten. Angst hatte ich auch beim Sport, weil mich fliegende Bälle irritieren. Einzig beim Schwimmen war ich angstfrei … wahrscheinlich, weil genügend Nacktheit um mich herum für Ablenkung und Spaß sorgte.

Bezogen auf mein Gehirn könnte man meine frühe Jugend so zusammenfassen: Dieses blöde Ding hat mir nicht geholfen, Ängste abzubauen. Es hat geduldet, dass alles, was Spaß machte, entweder Sünde, verboten oder ungesund war. Mein jugendliches Gehirn war eine echte Spaßbremse, weil es jeden Stuss glaubte, den man ihm erzählte.

Fast verzweifelt bin ich zudem an dem Umstand, dass mir in dem ganzen Drama oft die Worte fehlten. Ich kam sogar ins Stottern, weil mich meine Sprache im Stich ließ. Ich konnte nicht argumentieren, da mir überall, wie bei einem riesigen Puzzle, Teile fehlten. Der Gebrauch von Fremdwörtern war regelrecht Glückssache, und sobald ich den Mund aufmachte, musste jedem auffallen, dass hier ein Mensch ohne Bildung seine Sätze zusammenkratzte.

Drillzentrum Spiritus Sanctus

«Ihr seid die Elite des Oberwallis.» Das war das Motto des Kollegiums Spiritus Sanctus in Brig, wo ich während acht Jahren zur Maturareife gedrillt wurde. Dieses Kollegium kümmerte sich als einer der ganz wenigen Orte in der Schweiz nicht um den 1848 eingeführten Artikel, der den Jesuiten jegliches Unterrichten verbot. Im Wallis gelten noch heute manchmal ganz eigene Gesetze und es gab damals zu wenige Lehrer – warum also jemandem ein Berufsverbot aufzwingen? Die Jesuiten machten ohnehin mehr den «Spiritus» und weniger den «Sanctus» des Kollegiums aus.

Noch heute bin ich ihnen dankbar für ihre Methoden … weniger allerdings für die Inhalte, die sie vermittelten. Auf jeden Fall wurde mir endlich bewusst, dass mein Gehirn auch zum Denken da war, und nicht nur zum Auswendiglernen. Und die Kunst der Dialektik wurde einem dermaßen eingebläut, dass ich später bei neuen Bekanntschaften jedes Mal rasch herausfand, ob jemand ebenfalls durch eine Jesuitenschule geschleust worden war.

Einer der Jesuitenprofessoren lehrte mich allerdings das blanke Entsetzen, denn ich wurde zu ihm aufs Zimmer im Haus der Professoren gebeten und musste mich dort auf sein ungemachtes Bett setzen, während er neben mir auf seinem gepolsterten Gebetsstuhl kniete. Ich musste seine fast mit Grünspan belegten Zähne betrachten und die Speichelfäden, die von der Lippe hingen. Er war ein ausdauernder Beter, und ich hatte keine Ahnung, weshalb ich an diesen Ort beordert worden war. Nach einer gefühlten Ewigkeit stand er auf und erklärte mir, dass ich verschiedentlich mit jungen Damen gesehen worden sei. So etwas zieme sich nicht in meinem Alter. Ich wunderte mich, schließlich war ich siebzehn Jahre alt. Dann griff er zielsicher in sein Bücherregal und sagte: «Sehen wir mal, was Ignatius von Loyola dazu sagt.» Es folgte ein längerer Text, in dem es darum ging, dass ein Frauenkörper nichts anderes sei als ein Sack voll Dreck mit einem Schlitz unten drin. Daraufhin wurde ich entlassen, und mir war übel. Lange Zeit konnte ich niemandem erzählen, was dieser Idiot mir da vorgelesen hatte. Zum Glück hatte ich bereits einschlägige anatomische Erfahrungen, sodass es letztlich nur um die Frage ging, wie ein erwachsener Mann überhaupt auf die Idee kommen konnte, einem jungen Menschen so etwas anzutun.

Mein Gehirn hat mir bis heute nicht dabei geholfen, herauszufinden, ob die acht Jahre Lateinbüffeln an dieser Schule überhaupt etwas gebracht haben. Sicher ist: Weder ich noch ein anderer von meiner Klasse war nach dieser Zeit fähig, einen Aufsatz in Latein zu schreiben oder in einer Stadt nach dem Weg zum Bahnhof zu fragen. Es gab noch zwei, drei andere Fächer, in denen die ganze Klasse miserabel war. Doch dabei ging es nicht um unsere unfähigen Gehirne, sondern darum, dass die Lehrer miserabel waren. Das ärgert mich noch heute, wenn ich daran denke, mit welcher Leichtigkeit unsere Gehirne damals den Lernstoff verarbeiten konnten.

Andererseits hatten wir einen Lehrer für Kunstgeschichte, der uns alle zu begeistern vermochte. Ich kann heute noch spielend ionische von korinthischen Säulen unterscheiden – genützt hat mir das allerdings nie etwas. An diesen Lehrer erinnere ich mich auch noch aus einem anderen Grund. Er sagte immer wieder: «Unser Gehirn ist wie ein Trichter. Man muss ihn ständig etwas mehr befüllen, als was unten wieder herausläuft. Nur so wird man gescheit.» Mir gefiel dieser Spruch, besonders, weil er nicht sagte, *was* man in den Trichter füllen sollte. Nebst der Pflichtlektüre konsumierte ich also jeden Schund, aber auch alles über die Geschichte Ägyptens, über Parapsychologie, und ich las die Bücher von Erich von Däniken. Im Großen und Ganzen also reine Konfliktliteratur für mein Gehirn. Manchmal lief der Trichter sogar fast über – aber ich bin trotzdem nicht wirklich gescheiter geworden.

Das Schwierigste während der Zeit im Kollegium aber waren die Hormone. Die Klosterfrauen im Mädchenpensionat nebenan kannten das Problem. Das Pensionat war nämlich von einer hohen Mauer umgeben, und auch die kühnsten Kletterversuche scheiterten spätestens auf der Mauerkrone, da sie zuoberst mit Glasscherben bestückt war. Der hormonelle Angriff auf mein Gehirn war kein bewusster Vorgang, aber ich merkte dennoch, dass etwas ganz Neues in meinem Körper nach immer mehr Irrationalität schrie.

Unsere Maturareise nach Berlin war ein Paradebeispiel für diese spätpubertäre Zeit, es kommt mir meine erste Flugreise in einer DC-3 in den Sinn, welche noch als Rosinenbomber bei der Berlinblockade im Einsatz gewesen war; dann der Beate-Uhse-Sex-Shop, das Musical «Hair» und der Geruch von Haschisch. Gedacht war die Reise als Bildungsreise, wobei ich mich nur noch undeutlich an Nofretete im Ägyptischen Museum erinnern kann – und an ein Theaterstück von Brecht, aber in dem bin ich eingeschlafen.

Und dann kam die Zeit, wo man ständig überlegte oder andere einen fragten, was man denn nun werden wollte. Meine innigsten Wünsche hatte man mir bereits zu Hause ausgeredet und auch geschworen, dass man sich unter keinen Umständen finanziell beteiligen würde, sollte ich Formel-1-Pilot werden wollen. Da ich Brillenträger war, fiel auch der andere große Wunsch, nämlich Flugzeugpilot zu werden, ins Wasser. Also wollte ich wenigstens genauso wie Jacques-Yves Cousteau die Meere erforschen. Und ich fand, ein Biologiestudium wäre da eine gute Grundlage.

Die Berufsberatung des Kollegiums sah dies allerdings ganz anders. Als der Berufsberater meinen Wunsch hörte, griff er zum Telefon und rief bei der Vogelwarte Sempach an, wo man ihm versicherte, dass dort in den nächsten Jahren keine Stelle frei werden würde. Also riet er mir davon ab, Biologie zu studieren, was mir allerdings egal war, weil ich schon vorher entschieden hatte, das trotzdem zu tun. Ob dieser Entscheid rational oder irrational begründet war, weiß ich nicht mehr, aber er hat mich vermutlich insofern geprägt, als ich seither nie mehr auf den Ratschlag eines Konsultants gehört habe.

Die Lehrer des Kollegiums wurden Professoren genannt. Selbst die Priester, die uns unterrichteten, schätzten es mehr, wenn man sie mit «Professor» anredete als mit einem klerikalen Titel. Und obwohl wir jeden Morgen in die Messe gehen mussten, war die Religion eher ein Ritual. Somit gab es für mich damals eigentlich keinen Anlass, mich mit der Irrationalität dieser Religion meinem Alter entsprechend auseinanderzusetzen. Die Treue Rom gegenüber ging aber dennoch so weit, dass man von den Schülern verlangte, ein Jahr vor der Matura die Rekrutenschule zu absolvieren. Somit konnte man dem Vatikan junge Männer, die das Kriegshandwerk gelernt hatten, für die Schweizergarde zur Verfügung stellen.

Es stellte sich jedoch später heraus, dass diejenigen von meinen Klassenkameraden, welche Schweizer Gardisten wurden, in Rom einiges lernten, aber sicher nichts Religiöses. Mir war diese Art von Gottesdienst allerdings sowieso zu viel und der Militärdienst für unser Land schon genug Beweis dafür, dass man in einer Gruppe mit einem Führer sein eigenes Gehirn so gut wie nie benutzen darf.

In die Freiheit tauchen

Das Wallis galt lange als Kanton der Bauern, was zur Folge hatte, dass wir längere Sommerferien hatten als viele andere Kantone. Die Sommerzeit gefiel mir natürlich außerordentlich, weil ich am liebsten den ganzen Tag im Schwimmbad verbrachte. Meinen Eltern gefiel das weniger, und so zwangen sie mich, drei Jahre in Folge für drei Wochen in den freiwilligen Landdienst zu gehen. Mein oft so unzuverlässiges Gehirn half mir wenigstens, diese Kinder- bzw. Zwangsarbeit fast gänzlich zu vergessen.

Als ich wieder ins Schwimmbad gehen konnte, wurde ich zum Wettkampf- und dann zum Rettungsschwimmer. Einmal durfte ich sogar einen holländischen Jungen vom Boden des Drei-Meter-Beckens retten. Er war schon ganz blau im Gesicht, aber nach kurzer Beatmung kam er wieder zurück. Der alte Bademeister war so glücklich, dass ich fortan gratis schwimmen gehen durfte. Meinen Schwimmlehrern und Instruktoren wiederum wurde das Retten von Leben bald langweilig, wahrscheinlich, weil niemand mehr ertrinken wollte. Und so kamen sie auf die verrückte Idee, ganz ohne See im Oberwallis einen Tauchclub zu gründen. Für mich war das natürlich wie ein Sechser im Lotto. Um bei Cousteau später mitmachen zu können, musste man schließlich Taucher sein.

Ich war das Baby des Clubs und musste nur für meinen Neoprenanzug und eine Taucheruhr sorgen, alle anderen Gerätschaften durfte ich vom Club leihen. Nachdem wir in voller Montur im Schwimmbad jeden Schabernack getrieben hatten, wurden wir schließlich daran erinnert, dass das Oberwallis keine tiefen Seen zum Tauchen hat. Es ging also via Lac de Géronde zum Genfer See, und weil man dort im Sommer bereits ab 20 Metern fast keine Sicht mehr hatte, warteten wir auf den Winter, wo man auf der französischen Seite des Sees Sicht bis zu 60 Metern Tiefe hatte. Für mich, Hirn sei Dank, wurde es jedoch langsam zu gefährlich. Mir fehlte das Geld für eine Taucherweste, Tauchcomputer gab es noch nicht – und das Tauchen wurde für mich zu einem Sport ohne Spaß.

Von den langen Sommerferien profitierte ich jedoch noch einmal. Ich hatte die Matura endlich geschafft und wartete eigentlich auf den Studienbeginn im Herbst. Die Stadtarchäologie Zürich suchte zu dieser Zeit Taucher für Ausgrabungen unter Wasser, und ich war mittlerweile nicht mehr das Tauch-Küken, sondern Pipo, ein Mitschüler aus dem Kollegium. Wir beide bewarben uns also bei der Stadtarchäologie und bekamen den Job. Die Archäologen tauchten ohne Flossen im Trockentauchanzug, und statt Pressluftflaschen auf dem Rücken zu tragen, hingen wir an langen Schläuchen, die mit einem Kompressor verbunden waren. In ein paar Metern Tiefe war ein Grabungsfeld abgesteckt, und jeder von uns legte sich flach hin, unter sich eine rückwärts laufende Pumpe, um eine Strömung zu erzeugen. Mit der Hand wedelten wir vor uns kleine Bereiche des Grabungsfelds langsam ab.

Ein Egli kam immer so um etwa 10 Uhr vorbei, betrachtete uns eine Weile beim Arbeiten und schwamm dann gemächlich weiter. Nach etwa drei Wochen blieben seine Besuche allerdings aus. Ein Fischer oder ein Hecht hatte dafür wahrscheinlich eine Mahlzeit im Bauch und mein Gehirn eine Erinnerung, deren

Ausgang immer im Ungewissen bleiben wird. Langsam wurde mir aber klar, dass ich meistens gegen mein Gehirn verlor, wenn es darum ging, mich bewusst an gewisse Dinge zu erinnern.

Als Erstes mussten wir bei den Archäologen unser Schulwissen aufgeben; hier handelte es sich nicht um Pfahlbau-Siedlungen – die gab es nie –, sondern um Küstensiedler, die am Ufer auf Stelzen gehaust hatten. Scherben, Steinbeile oder jede andere Art von Artefakten, die wir ausbuddelten, wurden in Tüten gegeben und beschriftet. Querschnitte von Holzpfählen, die wir abschneiden mussten, wurden ebenso gesammelt, um dendrochronologisch ausgewertet zu werden.

Das Schönste, was ich fand, war eine Art Sackmesser, eine Steinklinge, mit Birkenleim seitlich in ein Stück Holz eingelassen, das an einem Ende ein Loch aufwies, worin sogar noch eine kurze Hanfschnur steckte. Für kurze Zeit kam ich in Bedrängnis, da der Grabungsleiter mich überreden wollte, Archäologie zu studieren. Mein Gehirn half mir aber, den Entscheid zunächst zu vertagen. Ich wusste ja schließlich nicht, ob mich Cousteau überhaupt nehmen würde. Meine Liebste war hingegen nicht schiffstauglich, was wiederum eher für die Archäologie sprach. Ich wusste zudem nicht, welches Studium mir besser gefallen würde. Also sagte ich: »Schauen wir mal.»

Meistens waren wir zu dritt unter Wasser. Pipo hatte sich so ungeschickt angestellt, dass er wohl meistens auch dabei war, aber nicht als «Schatzsucher», sondern um unsere Steinkörbchen zu leeren, denn Steine waren Abfall und mussten aus den Grabungsfeld entfernt werden. Eines Tages kam der Grabungsleiter in Zeitlupensprüngen unter Wasser zu mir gehüpft. Es sah wirklich ein wenig so aus, als würde ein Astronaut auf dem Mond herumhüpfen. Die Vollgesichtsmasken der Tauchanzüge hatten eine Sprechmembran, und wenn man laut genug schrie, konnte ein anderer mit Glück etwas verstehen. Der Grabungsleiter brüllte etwas in meine Richtung. «Wo ist Pipo?», glaubte ich zu hören. Tatsächlich war Pipo schon eine Ewigkeit nicht mehr vorbeigekommen, um unsere Steinkörbchen zu leeren.

Eilig hüpften wir gemeinsam aus dem Grabungsfeld zum Verteiler, an dem jeder von uns mit seinem Schlauch hing. Pipos Schlauch wies vom Grabungsfeld fort und verschwand schließlich im trüben Wasser. Wir hüpften zunehmend besorgt am Schlauch entlang, bis wir eine kleine Steinpyramide entdeckten, hinter der Luftblasen aufstiegen. Pipo lag dort auf dem Rücken mit einem großen Stein auf dem Bauch – und schlief. Wir hatten uns umsonst Sorgen gemacht. Auf dem Heimweg erklärte er sich: Er war beleidigt, nur als Steinträger eingesetzt zu werden und hatte wenigstens den zusätzlichen Stundenlohn von 4.30 Franken herausholen wollen.

Auch für mich war der Job als Taucher die erste Möglichkeit, Geld zu verdienen. Interessant finde ich dabei, dass ich mit meinen ersten Scheinen einen Plattenspieler und ein paar Platten kaufte. Endlich vom familiären und gymnasialen Einfluss befreit, wollte mein Gehirn offensichtlich Musik hören und keine Pläne für die Zukunft machen, obwohl Heidi, meine große Liebe und heutige Ehefrau, ihre Ausbildung am Pensionat abgeschlossen und einen gut bezahlten Job bei einer Großbank in Zürich gefunden hatte.

Wir hätten also zusammen über unsere Zukunft nachdenken können. Es gab aber viel Spannenderes zu tun: Pipo wohnte in einer WG, in der ständig psychedelische Musik lief, Hasch geraucht und nächtelang politisiert wurde. Nach der jahrelangen Unterdrückung zu Hause und in der Schule, endlich erlöst aus dem religiösen Umfeld im Oberwallis, bot mir die Großstadt Zürich plötzlich Selbstbestimmung.

Die neue Freiheit machte mutig. Heidi und ich wollten zusammenbleiben und heirateten mit gerade einmal 20 Jahren. Wir waren verliebt, aber es ging uns auch darum, zusammenwohnen zu können – und sowohl in Bern als auch in Zürich beachteten damals die meisten Vermieter streng das Konkubinatsverbot. Da ich in Bern studieren wollte, sollte wenigstens die Wohnungssuche nicht verkompliziert werden. Ich wurde also langsam erwachsen und begann, mein Gehirn ab und zu rational einzusetzen – oder sagen wir: Mein Gehirn erlaubte mir erste rationale Momente.

Universität und Eigenständigkeit

Meine Eltern waren sehr religiös. Sie brauchten ihr Gehirn also nicht. Und da sie an ein zweites, ewiges Leben glaubten, machte es ihnen auch nichts aus, wenn es mir schlecht ging, schließlich würden wir dereinst alle im Himmel für das weltliche Jammertal entschädigt werden. Sie haderten allerdings mit dem Kollegium, weil sie diesem – nicht zu Unrecht – die Schuld dafür gaben, dass ich den Besuch eines Priesterseminars strikt ablehnte. Bereits zwei Jahre vor der Matura, als mir ein Leben an der Riviera mit einer Wohnung in einem luxuriösen Strandhotel als für mich am besten geeignet erschien, erzwangen sie einen Entscheid: Wollte ich denn nun Handwerker oder Akademiker werden?

Ein ebenfalls religiöser Freund meines Vaters hatte eine Tiefbaufirma. Kaum dass die Ferien begonnen hatten, wurde ich also zu meinem Entsetzen mit einem Besen bewaffnet hinter die Teermaschine gestellt. Es war einer dieser trockenen und heißen Sommertage, an denen der Straßenbelag schon von allein in der Sonne schmilzt. Abends konnte ich mich kaum nach Hause schleppen und bekam dort sofort in einen langen Heulkrampf.

Meine Eltern erbarmten sich schließlich meiner, als ich vor der Mutter Gottes, dem heiligen Geist und dem Heiland am Kreuz schwor, an die Uni zu gehen. Anfänglich war mein Weinen durchaus echt gewesen, aber schon bald hatte sich auch mein Gehirn gemeldet, und dafür bin ich ihm heute noch dankbar. Studieren konnte niemals so schlimm sein wie ein hartes

Handwerk auszuüben. Mit anderen Worten: Ich war schlicht zu faul, um Handwerker zu werden.

Heidi hatte einen Job, und ich durfte studieren, was ich wollte – sie würde mein Studium finanzieren. Das war der Grund, warum ich überhaupt den Mut hatte, Biologie als Hauptfach zu wählen – als Erster aus dem Oberwallis. Der «Ernst des Lebens» hatte begonnen und war vorerst vor allem eines: eine gewaltige Ernüchterung. Für die meisten Mitstudenten bestand der Stoff des ersten Semesters mehrheitlich aus Wiederholungen aus dem letzten Jahr am Gymnasium. Mir aber fehlten etwa zwei Jahre an naturwissenschaftlichem Lehrstoff. Ich kam mir also das erste Mal wirklich dumm vor und haderte mit meinem Gehirn, das mir diese Tatsache verschwiegen hatte. So ganz konnte ich das auch nicht glauben und begann Lehrbücher zu kaufen, die mir sympathisch waren.

Ich traf meine Entscheidungen also völlig irrational, um etwas Rationalität nachzuholen. Ich machte mir aber auf diese Weise das Büffeln erträglicher und merkte bald, dass sich die Lücken zu schließen begannen. Mein Nachstudium hatte auch echte Heureka-Momente, denn es gab einige Prinzipien in der Physik, Mathematik und Biologie, die ich am Gymnasium nicht verstanden hatte. Die neuen «sympathischen» Lehrbücher erklärten diese Prinzipien nun mit einer Leichtigkeit, dass ich mich wunderte, warum ich sie anfänglich nicht begriffen hatte.

Die Uni bewirkte auch, dass ich für *mich* zu lernen begann. Bislang ging es meisten darum, den Stoff zu meistern, weil sonst die Lehrer verärgert waren. Sie hatten zudem das Druckmittel der Noten, dem ich auszuweichen suchte, indem ich immer Noten irgendwo zwischen «ausreichend» und «befriedigend» anstrebte, um auf der sicheren Seite zu bleiben. Ich war von nun an allein mit dem Stoff und durfte lernen, was Spaß machte. Was war ich froh, nicht arbeiten gehen zu müssen. Die akademische Freiheit war aber schon damals eingeschränkt. Ich musste ein Jahr lang Allgemeine Biologie und Botanik studieren, bis ich endlich mein Wunschfach, die Mikrobiologie, angehen durfte.

Vor allem die Botanik langweilte mich, da ich jeden Blumenstrauß immer schon als Kadaver betrachtet habe. Aber bereits die erste Mikrobiologie-Vorlesung beim alten Professor Urs Leupold war sehr lehrreich. Wir waren sechs Studenten. Etwas verspätet kam der Professor in den Vorlesungssaal und klappte die Tafel auf. Fein säuberlich in weißer und zum Teil sogar farbiger Kreide stand dort ein Gedicht geschrieben – es mag auch ein Limerick gewesen sein – mit dem Titel «The Bacterium». An den Inhalt kann ich mich nicht mehr erinnern, außer, dass er lustig war und ich schmunzeln musste. Leupold selber lachte nicht, sondern sagte nur mit besorgter Stimme: «Drei haben gelacht, das heißt, sie können English. Diese drei werden es schaffen, die anderen drei nicht.» Er sollte recht behalten.

Leupold und seine Assistenten vermittelten uns eine bereits etwas antiquierte Mikrobiologie. Umso glücklicher war ich, dass der andere und noch junge Professor, Richard Braun, über moderne Molekularbiologie dozierte, also in eine Richtung ging, welche Laien später als Gentechnologie bezeichnen würden. Richard wurde später ein lieber Freund, und wir mussten sehr lachen, als ich ihm von unserem ersten persönlichen Gespräch erzählte. Ich hatte ihm mitgeteilt, dass mir das Studium eigentlich sehr gefiel, ich aber keine Möglichkeit einer Berufsausübung sah – außer in der Qualitätskontrolle einer Brauerei. Er hatte erwidert, dass das nicht sein Problem sei. Die Uni sei dazu da, Wissen zu vermitteln, sie sei keine Berufslehre. Ich war daher sehr erleichtert, dass Heidi mein Studium weiterhin finanzierte. Hätte ich damals gewusst, dass später einmal Tausende von Stellen in der Biotechnologie geschaffen werden würden, hätten wir als junges Paar etwas weniger Zukunftsängste gehabt. Aber erst 1978, ein Jahr vor dem Abschluss meiner Dissertation, wurde die erste Biotechfirma, Biogen, in Genf gegründet.

Will man eine Sprache lernen, muss man sich auch einen Wortschatz und eine Grammatik aneignen, damit man kommunizieren kann. Auch die naturwissenschaftlichen Fächer verlangen nach einem Jargon und vielen Fakten, die aus den Studierenden so etwas wie Koranschüler machen. Auch uns fehlte es überall an Grundwissen, das ein kritisches Hinterfragen möglich gemacht hätte. Zudem wollte ich eigentlich gar nicht mehr Mikrobiologe werden. Das Fach war mir zu wenig lebendig, es hatte letztlich doch zu wenig mit dem Menschen zu tun. An der Medizinischen Fakultät unterrichteten drei Professoren Immunologie, die alle denselben fragmentierten Stoff vermittelten. Dort hätte ich also nur wenig lernen können.

Aber an der Veterinärmedizinischen Fakultät gab es Professor Hans Fey, der Immunologie unterrichtete, und bei ihm konnte ich auch ein Praktikum machen. Das Muster wiederholte sich: Nicht nur die Lehrbücher waren ausschlaggebend, sondern auch die Professoren. Damals konnte ich noch nicht wissen, dass die Wahl eines Professors auf drei Beinen ruht. In der Regel zählt die Dienstleistung am meisten, weil dadurch –

wie hier bei den Medizinern – das Spital rentabel wird. Manchmal ist auch das zweite Bein, die Forschung, am wichtigsten. Das dritte Bein, die Lehre, ist jedoch oft zu kurz und wird auch nicht als so wichtig angesehen. Ein guter Lehrer zu sein, ist eine Gabe, ein Talent – man hat es oder man hat es nicht. Und die Ausbildung bei Professor Fey an der Veterinärmedizinischen Fakultät war ausgezeichnet, weil er ein hochtalentierter Lehrer war.

Ich wollte allerdings immunologische Forschung beim Menschen betreiben. Also meldete ich mich am Institut für Klinische Immunologie und Allergologie des Inselspitals. Dort wusste man zunächst nicht, ob ein Naturwissenschaftler an der Medizinischen Fakultät überhaupt ein Lizentiat ablegen durfte. Aber es war erlaubt, und ich sollte Fresszellen studieren, wie sie *Leishmania tropica* aufnehmen. Das ist ein Parasit, der die Leishmaniose, eine grausame Tropenkrankheit, verursacht.

Rein fachlich wurde aus meiner Lizentiatsarbeit nie etwas Vernünftiges. Mein Lizentiatsvater kümmerte sich um nichts, es interessierte ihn auch nicht, was ich tat, und nach einem Monat wusste ich über das Thema bereits mehr als er. Genau dies war aber der Erfolg für mich selber, weil ich alles allein organisieren, jedes Problem selbst lösen, alles allein bestellen musste – aber keine Einschränkungen beim Budget hatte. Übrigens war mein Lizentiatsvater ein netter, anständiger Kerl, der gefühlt stundenlang mit mir diskutieren wollte, weil ich damals gerade in die SP eingetreten war, er hingegen als Flüchtling aus Ungarn politisch ziemlich nach rechts gerutscht war. Am Ende meines Lizentiats beklagte ich mich schließlich bei Professor Alain de Weck, dass ich zu wenig gelernt hätte und ein anderes Thema haben wolle. Das sei in Ordnung, er werde mich von nun an unter seine Fittiche nehmen und für die Ausbildung sorgen – vorausgesetzt, ich würde für meine Forschungen den neuen Durchflusszytometer benutzen und darüber wissenschaftlich publizieren.

Und das tat er dann auch auf seine Art. Er schickte mich an internationale Treffen für junge Immunologen oder an Immunologie-Kongresse. Jetzt begann mein Gehirn Neues zu speichern, das noch in keinem Lehrbuch stand. Meine neuen jungen Kollegen waren allerdings meistens nur schwer zu ertragen, denn jeder wollte so wirken, als ob er wesentlich mehr wüsste als alle anderen. Das Verhältnis zu meinem Chef, Alain de Weck, wurde hingegen immer entspannter. Ich war der Einzige am Institut, der mit ihm auf Du war, und im Gegensatz zu den jungen Kollegen hatte er es nicht mehr nötig, nach mehr auszusehen, als da war. Einmal, auf der Fahrt von Basel nach Bern, nachdem wir einen Vortrag von Susumu Tonegawa gehört hatten, fragte ich Alain, ob er den Vortrag verstanden habe – ich war nämlich verwirrt und hatte eigentlich überhaupt nichts begriffen. «Nein» war seine so lakonische wie knappe Antwort.

Tauchen wir kurz ein ins Thema: Susumu Tonegawa arbeitete weiter an dem Thema, das wir so schwierig gefunden hatten, und entwickelte daraus das Konzept des Gen-Rearrangements der Immunglobulin-Gene, wofür er 1987 schließlich den Nobelpreis erhielt. Für die Vielzahl an immunologischen Rezeptoren, die wir nämlich bräuchten, um alles Fremde zu erkennen, müssten wir ein Genom haben, das mindestens eine Milliarde Antikörper und ebenso viele Gene für T-Zell-Rezeptoren beinhaltet. Unser Genom hat aber lächerlich wenige Gene, nämlich nur etwa 23'000. Beim Gen-Rearrangement geht es nun darum, wie unser Körper es trotzdem schafft, mit ein paar wenigen Gensegmenten ein riesiges Repertoire – mehr als eine Milliarde – von Antikörpern und T-Zell-Rezeptoren zu erschaffen. Um dieses Repertoire ständig neu entstehen zu lassen oder zu ersetzen, initiiert unser Körper pro Sekunde mindestens eine Million Genmanipulationen.

Das Gen-Rearrangement ist somit ein außerordentlich elegantes Prinzip – und es zu erkennen, war eine Hochleistung von Tonegawas Gehirn, eine Schönheit des wissenschaftlichen Denkens. Wer die Mona Lisa von Leonardo da Vinci, den Denker von Rodin oder Ludwig van Beethovens Sinfonie Nr. 5 nicht kennt, den darf man als Kulturbanause bezeichnen. Das Gen-Rearrangement ist meiner Meinung nach vergleichbar mit den hervorragendsten Kunstwerken, und wissenschaftliche Erkenntnisse von ähnlicher Schönheit sollten zur Ausbildung von Kunststudenten gehören, genauso wie sich ein ernsthafter Wissenschaftler nicht der Kunst entziehen dürfte. Das Gen-Rearrangement ist allerdings auch ein Paradebeispiel dafür, dass unser Gehirn einen Prozess rational verstehen kann – kommt allerdings Angst hinzu, wie beispielsweise im Fall von bloß einer Genmanipulation im Mais, setzt sich sofort unsere irrationale Seite durch, und das führt dann dazu, dass in der Schweiz jegliche Freisetzung eines genmanipulierten Pflänzchens verboten ist.

Meine Faszination für die Immunologie wuchs von Monat zu Monat. Die Archäologie oder die Meeresbiologie gerieten in Vergessenheit, und ich hatte das Gefühl, meine Berufung gefunden zu haben. Ich musste mich allerdings auch damit abfinden, in eine Art Einsamkeit zu geraten, denn als Forscher in den modernen Life Sciences wird man fast ein wenig asozial. Schon beim Smalltalk zur Frage, was man beruflich so macht, musste ich eine belanglose und möglichst einfache Kurzbeschreibung für mein Forschungsgebiet finden, damit man nach einem «Ah, interessant!» schnell wieder zum Wetter wechseln konnte. Einzig mit Berufskollegen oder an Kongressen konnte man über die eigene Forschung reden.

Zum Glück kenne ich sehr viele Witze, was für mich eine Teilnahme am sozialen Leben weiterhin ermöglichte. Diese Erfahrung war jedoch auch lehrreich: Man darf von seinem Gegenüber nicht verlangen, sein Gehirn zur Rationalität zu zwingen.

Allerdings blieb auch mein Denkorgan nicht ungefährdet. Es gab zum Beispiel während der Lizentiats- und Doktorarbeit einen schleichenden Angriff auf seine Rationalität. Für viele Experimente und Beweisführungen war damals der Tierversuch oft noch der Goldstandard. Es war gar keine Frage: Für gewisse Experimente brauchte man zum Beispiel Mäuse oder Meerschweinchen. Da weltweit alle andern dies ebenso machten, hinterfragte man die Tatsache, dass man ein Tier verwendete, oft nicht einmal. Je mehr mein Gehirn reifte, umso weniger Tierversuche machte ich jedoch, bis gegen Ende meiner Karriere praktisch kein Student von mir auf diese Art der Beweisführung angewiesen war. Damit will ich aber nicht behaupten, dass wir heute gänzlich auf Tierversuche verzichten könnten, aber die Forschung hat wenigstens gelernt, Tierversuche einzuschränken und nur noch einzusetzen, wenn es sonst kein anderes Mittel gibt.

Das Faszinierende an der Immunologie war, dass es sich damals um ein sehr junges Forschungsgebiet handelte. Die Immunologie hatte bislang eigentlich nur aus Impfstoff-Forschung und Impfstoff-Herstellung bestanden. In den 1970er-Jahren wurde aber die Zelluläre Immunologie entdeckt und beschrieben. Der größte Durchbruch damals war die Entwicklung von monoklonalen Antikörpern. Wie fast alle jungen Forscher damals, musste man als Postdoctoral Fellow ins Ausland an ein Forschungsinstitut gehen – so wie gute Köche eine Zeit lang für einen Hungerlohn in der Küche eines Spitzenrestaurants arbeiten müssen. Die meisten Forscher gingen nach Amerika, Georges Köhler wollte hingegen – glücklicherweise – ins Laboratory of Molecular Biology in Cambridge, und zwar in die Arbeitsgruppe von César Milstein. Dort entdeckte er zusammen mit Milstein, dass man bestimmte Krebszellen der Maus mit normalen B-Zellen verschmelzen kann.

Das Faszinierende daran war, dass die B-Zellen auch nach der Verschmelzung weiterhin Antikörper produzierten. Durch diese Zellfusion also entstehen Hybride, die quasi unsterblich sind. Dafür erhielt George Köhler am Basel Institute for Immunology zusammen mit César Milstein und Niels K. Jerne 1984 den Nobelpreis für Physiologie oder Medizin. Für uns Jungspunde war das natürlich schon ein erhebendes Gefühl, mit ihm zusammen am Tisch zu sitzen oder einen Vortrag zu halten, während er im Publikum saß. Monoklonale Antikörper gehörten in der Folge bald zu einem Großteil der diagnostischen Verfahren, und heute sind sie oft die neuesten und besten Therapeutika für die verschiedensten Krankheiten.

Der dritte Nobelpreisträger, Niels K. Jerne, war mein erster Held der Immunologie. Er war der Begründer der Netzwerkhypothese, die darauf beruht, dass jeder Antikörper oder jeder

T-Zell-Rezeptor nur ein einziges Epitop auf einem Antigen erkennen kann. Diese Struktur der variablen Region eines Antikörpers oder T-Zell-Rezeptors ist selbst auch wieder ein Epitop, das als Idiotop bezeichnet wird. Gegen diese neuen Epitope produziert der Körper antiidiotypische Antikörper, die sich an das ursprüngliche Epitop binden und damit immunregulatorisch wirken können.

Die meisten Leser werden die Hypothese in dieser beschriebenen Kürze wahrscheinlich nicht ganz verstehen können – das macht aber nichts; ich habe sie nur erwähnt, weil es sich hier wieder einmal um eine naturwissenschaftliche Schönheit handelt, die nur dem rationalen Denken entsprungen ist. Die Netzwerkhypothese wurde 1974 von Niels Jerne aufgestellt, und 1984 erhielt er ebenfalls den Nobelpreis dafür. Bis heute gibt es übrigens fast keine immunologischen Anwendungen auf dieser Grundlage, und junge Immunologen, die oft eigentlich nur noch Entzündungsforscher sind, kennen diese Hypothese kaum noch.

Meinem Dissertationsvater, Prof. Alain de Weck, verdanke ich meine weitere Karriere. Er war damals einer der ganz wenigen Forscher, die sich für Lymphokine interessierten. Dieser Begriff ist heute bereits wieder verschwunden, genauso wie die Abkürzungen LIF, MAF, BAF, MIF, LAF, die für biologische Aktivitäten – man könnte auch sagen – Befehle oder Sprache zwischen den Zellen standen. Es war ein wahrhaft babylonischer Sprachenwirrwarr zu biologischen Aktivitäten entstanden, den man wieder zu entflechten suchte. 1979, am «2nd International Lymphokine Workshop» in Ermatingen am Bodensee, versammelten sich damals etwa 80 Prozent aller Forscher auf diesem Gebiet – und das waren, soweit ich mich erinnern kann, nur etwa 50 Leute. Der Begriff «Lymphokin» wurde nun umgewandelt in «Zytokin». Das damals am besten charakterisierte Lymphokin erhielt nun den Namen Interleukin-1. Der Wachstumsfaktor für T-Zellen, der lange im Zentrum der AIDS-Forschung stand, hieß nun Interleukin-2. Das ging immer so weiter, sodass es heute Interleukine von 1 bis 33 gibt. Insgesamt sind inzwischen aber mehr als 100 Zytokine mit ihren Rezeptoren bekannt.

Ich war damals dabei, meine Dissertation abzuschließen, und durfte an diesem historisch wichtigen Kongress teilnehmen. Am ersten Tag zog mich Alain De Weck zur Seite und stellte mich Joost Oppenheim vor. Er war damals der berühmteste Forscher auf dem Gebiet von Interleukin-1. «Beda, darf ich dir deinen zukünftigen Chef vorstellen?», meinte Alain – und ich fiel beinahe in Ohnmacht. Später in Bern erfuhr ich, dass die beiden bereits ein Fogarty-Stipendium für mich organisiert hatten und dass ich im Herbst meine Stelle an den National Institutes of Health in Bethesda antreten sollte. Damit wurde mir ein Entscheid abgenommen, sodass weder ich noch mein Gehirn gefragt waren. Wir haben aber damals beide diesen Beschluss gebilligt.

Vater sein hingegen sehr

Der Romantitel «Vater werden ist nicht schwer, Vater sein hingegen sehr» passt sehr gut auf alles, was nun auf mich zukommen sollte. Emotionen und Verstand kommen sich seither endgültig ständig in die Quere. Es begann schon vor der Geburt unserer Tochter Nina. Heidi begann, sich mit gleichgesinnten Schwangeren zu treffen. Die Hippie-Kultur beeinflusste selbst die Geburtsvorbereitungen.

Wir Männer schauten erfreut auf die wachsenden Brüste, aber eher skeptisch auf die sich wölbenden Bäuche. Auch wenn ich ermuntert wurde, die Hand aufzulegen, stellte sich dadurch keine Beziehung zum Kind ein. Natürlich durfte ich mir nicht anmerken lassen, dass da ein kleiner Mensch heranwuchs, für den ich keine Gefühle entwickelte. An den Schwangerschaftskurs musste ich trotzdem, um zu lernen, wie man während der Geburt atmen soll.

Mein Gehirn nahm erstmalig wieder die Arbeit auf, als es darum ging, eine Hausgeburt zu organisieren. Die ich nicht wollte. Nach unendlich vielen rationalen Argumenten einigten wir uns schließlich auf einen Kompromiss: Geburt im Spital und anderntags sogleich nach Hause. Bei der Geburt beeindruckte mich am meisten, dass Frauen nach all diesen Wehen überhaupt noch ein zweites Kind haben wollen. Würden wir Männer gebären müssen, könnte ich mir gut vorstellen, dass die Menschheit längst ausgestorben wäre.

Der emotionale «Hit» traf mich direkt nach der Geburt: Ich hatte mich davongeschlichen, um verbotenerweise im Gang vor dem Gebärsaal eine Zigarette am Fenster zu rauchen. Da überfiel es mich: Ich würde von jetzt an nie mehr allein sein. Um eine Beziehung kämpft man ein Leben lang – ein Kind jedoch gehört einem. Natürlich nicht im Sinne eines Besitzes, nein, es hängt ab von einem.

Dazu braucht es kein Gehirn, sondern nur die Akzeptanz der Biologie, welche einen von nun an ständig mit Emotionen überhäuft. Von jetzt auf gleich hat man eine Rolle, die man nie mehr abgeben kann.

USA, die neue Heimat?

Die Schwangerschaft und die Geburt unserer Tochter Nina kamen wegen der bevorstehenden Auswanderung in die USA etwas zu kurz. Nur sechs Wochen nach dem Geburtstermin sollte der Flug nach Washington gehen, und wir hatten nicht die geringste Ahnung, was die Zukunft bringen würde. In Bern hatten wir von Heidis Einkommen gelebt, aber in Amerika wartete nur ein lausiges Stipendium. Aber wir hatten eigentlich nichts zu verlieren und uns gerade deswegen entschlossen, auszuwandern. Wir verschenkten unser Hab und Gut und setzten uns ins Flugzeug nach Washington – nur mit zwei Koffern und einer Tragetasche mit Nina darin.

Wie dieser verrückte Entscheid zustande kam, weiß ich nicht mehr genau. Im Flugzeug hielten wir uns fest an der Hand, und ich war froh, diese Schweiz voller Bünzlis zu verlassen. Ich wollte vor den Kleingeistern fliehen, gegen die wir angekämpft hatten. Heidi war nämlich die letzten Jahre sehr aktiv in der SP gewesen, und auch ich hatte mitmachen müssen. Wir hatten an den Wochenenden Unterschriften für die Bankeninitiative gesammelt oder gegen das Atomkraftwerk Mühleberg. Ich denke, wir hatten also weder rationale noch irrationale Gründe dafür, dass uns der Abschied so leichtfiel – so mühelos auszuwandern war nur die Folge politischer Indoktrination.

In Amerika wartete ein kleines Häuschen in Gehdistanz zum Institut auf uns. Am zweiten Tag schon musste ich die Fahrprüfung ablegen und am dritten Tag ein Auto kaufen. Am vierten Tag saß ich mit meinem Chef Joost Oppenheim auf der Treppe vor dem Institut und er fragte mich: «So, erzähl mal, was willst du erforschen?» Ich hatte von nichts eine Ahnung und sollte in einer Hochburg der Zytokin-Forschung ein eigenes Thema haben? «Was, du hast keine Ahnung? Dann denk mal ein wenig nach!» Und weg war er. Das war für mich ein intellektueller Notstand. Mein Gehirn raste und fand doch keine Lösung.

Am anderen Tag versuchte ich, meinen Chef dazu zu bringen, mir ein Thema vorzuschlagen. Ich wollte ihn am Ehrgeiz packen – fast jeder Forscher leidet unter übergroßem Ehrgeiz. «Jo, gib mir ein Projekt, von dem du glaubst, ich schaffe es nicht.» Das war mein vermeintlich listiger Versuch, ihn zu überreden. Okay, ich solle monoklonale Antikörper gegen Interleukin-2 herstellen, war sein Vorschlag. Das war eine steile Vorlage; das hatte ich nun davon. Ich wusste allerdings ziemlich lange nicht, dass sich ein anderer Post-Doc bereits demselben Thema widmete. Trotzdem, die Welt war wieder in Ordnung, und ich konnte mich von nun an auf mein Gehirn verlassen, soweit es die Forschung betraf. Das war eine herrliche Zeit.

Intellektuell war ich allerdings nun völlig alleingelassen, also auf mich selbst geworfen. Die National Institutes of Health (NIH) waren damals das größte Forschungszentrum weltweit, und somit gab es genügend Weiterbildungsmöglichkeiten. Ich belegte Abendkurse, und am Institut hatten wir jede Woche ein hochstehendes Seminar. Wir warteten immer gespannt auf die erste Frage von Jo. Falls es nämlich jemand nicht schaffte, uns mit ein paar Sätzen in sein Projekt einzuführen, ertönte ziemlich bald laut aus der ersten Reihe die Frage: «So what?»

Das war gemein, aber eine gute Schulung. Seine Studenten, also auch ich, haben gutes Erklären auf diese Weise schnell gelernt. Schon bald wurde Jo für mich zum Vorbild, dann zur Vaterfigur. Ich hatte einen Ort der Freiheit gefunden, ich durfte denken, was ich wollte, und hatte die nötige Infrastruktur dazu. Schon bald hatte ich Resultate, und mein Konkurrent musste sich ein anderes Forschungsthema suchen.

Natürlich war nicht alles eitel Sonnenschein. Die Infrastruktur der meisten Gebäude der NIH waren veraltet. Für Amerikaner, die meistens nichts über Europa wussten, war es auch unvorstellbar, dass man in Europa ein Fenster in einem 100-jährigen Haus noch öffnen konnte. Ich teilte mir ein viel zu kleines Labor mit einem deutschen Postdoc. Nach circa einem halben Jahr kam noch Thomas, ein österreichischer Postdoc dazu, was bedeutete, dass wir beide ein Drittel unseres kleinen Pults abtreten mussten. Im Labor daneben arbeiteten ein Franzose und ein Engländer. Die gleichen Verhältnisse herrschten fast überall auf dem Campus.

Überhaupt wurde ein Großteil der amerikanischen Spitzenforschung von Europäern durchgeführt, was man aber erst später so richtig bemerkte und dann in Europa als «Brain Drain» bezeichnete.

Thomas kam mit seinem eigenen Projekt: Dass nämlich Hautzellen Interleukin-1 herstellten, ein Zytokin, das bislang als Produkt von Immunzellen galt. Jo, unser «Mister Interleukin-1», hatte das überall so behauptet und natürlich auch publiziert. Nun wollte er uns nicht glauben und verlangte ständig neue experimentelle Evidenz dafür. Es war mühsam, aber auch sehr lehrreich, mitansehen zu müssen, wie ein rationaler Mensch plötzlich ins Irrationale abdriftete, nur weil es um sein wissenschaftliches Ansehen ging. Ich hoffte, dass mein Ego nie in eine Situation kommen würde, in der mein Gehirn dermaßen vergewaltigt würde. Thomas Luger wurde jedenfalls mein Freund, und es war wunderbar zu verfolgen, wie aus dieser ersten Arbeit ein neuer Forschungszweig in der Dermatologie entstand und er eine weltbekannte Koryphäe auf diesem Gebiet wurde.

Diese Postdoc-Zeit in den USA wurde oft scherzhaft als «IAX» bezeichnet, was auf Schweizerdeutsch bedeutet «in Amerika gsi». Es besagte, dass man einen weiteren wichtigen Schritt in der wissenschaftlichen Karriere hinter sich hatte. Dabei ging es nicht nur um eine Art Kulturschock, sondern auch darum, etwas Distanz zur Forschung in einem anderen Kulturkreis zu schaffen. Es war wichtig zu erleben, dass die amerikanischen Forscher auch nur mit Wasser kochten.

Bis dahin war ich auch sehr glücklich, dass es in der Forschung keinen Glauben gab. Die Forschung macht Fehler und ist bereit, daraus zu lernen – ganz im Gegensatz zu sämtlichen Glaubenssystemen, die jeweils behaupten, unfehlbar zu sein. Aber dann geschah es ausgerechnet beim neu entdeckten Interleukin-4, dass ein italienischer Postdoc betrogen hatte und die wissenschaftliche Arbeit zurückgezogen werden musste. Ich hatte mir gar nicht vorstellen können, dass so etwas passieren konnte; es war für mich irgendwie eine Enttäuschung, dass in der Forschung eben auch «Menschlichkeit» vorkam.

Und ich entdeckte noch einen weiteren Makel an der Wissenschaft, den ich verarbeiten musste: Von meinem Arbeitsplatz aus schaute ich nämlich auf das Institut von Robert Gallo, der sich später als Entdecker von HIV ausgab. Er begann, sich mit meinem Chef zu streiten, weil er als eigentlicher Entdecker von Interleukin-1 gelten wollte. Ich litt darunter, weil ich mit seinen Mitarbeitern zusammenarbeitete. Gallo machte sich dann später weitere Feinde, als er Luc Montagnier und dessen Mitarbeiterin Françoise Barré-Sinoussi die Entdeckung von HIV absprechen wollte. Für mich wurde diese hässliche Seite der Forschung etwas korrigiert, als der Medizin-Nobelpreis 2008 an die beiden Franzosen, aber nicht an Gallo ging.

Die Zeit in Amerika war aber nicht nur ein wissenschaftlicher Gewinn für mich; für Heidi und mich war sie auch eine persönliche Bereicherung. Heidi setzte sich sehr in der amerikanischen Frauenbewegung ein, was oft dazu führte, dass ich abends im oberen Stock Nina hütete, während Schlagworte wie «Male chauvinist pigs» durch die Decke zu mir hinaufdrangen. Zum Ausgleich begannen dafür meine sozialdemokratischen Überzeugungen zu wanken. Nachdem ich mit unserem kleinen Einkommen des Öfteren in der Bank quasi misshandelt und noch nie an einem Schalter so schlecht bedient worden war wie in den USA, tat es mir im Nachhinein leid, in der Schweiz für die Bankeninitiative Unterschriften gesammelt zu haben. Ich verabschiedete mich nicht vom sozialen Gedankengut, wohl aber von Kollektivismus und Gleichschaltung.

Wir liebten Amerika, wir hatten dort viele Freunde und alle dachten, dass wir voll integriert wären. Mit der Zeit wurde allerdings eine Hassliebe daraus. Etwa als Jo mich fragte, ob ich einen Studenten als Hilfe im Labor wolle. Der Student hieß Kim Glover und ich staunte, dass ich – quasi als Neuankömmling – als Einziger jemanden bekommen sollte, der mir half. Wie sich jedoch herausstellte, wollte Jo Kim Glover unbedingt wegen dem Equal Rights Amendment am Institut haben. Denn Kim war schwarz, alleinerziehende Mutter, Vietnamveteranin, und sie wollte am NIH arbeiten, einem Ort, an dem ich bislang bloß einen einzigen Wissenschaftler angetroffen hatte, der schwarz war – dafür war praktisch die gesamte Putzequipe schwarz, und unser Institut hatte kaum jemanden, um die geforderte Quote für die Gleichberechtigung zu erfüllen. Kim brachte dem Institut also mindestens fünf Punkte ein. Die Amerikaner am Institut wiederum wussten, zu wem der Name «Kim Glover» gehörte, und daher wollte sie niemand.

Kim arbeitete fleißig, aber sie redete eigentlich nicht mit mir. Nach zwei Wochen fragte sie mich, ob ich mit ihr zum Mittagessen kommen würde. Aber sie wollte draußen vor der Cafeteria an einen einsamen Picknicktisch sitzen, obwohl es dafür eigentlich zu heiß war. Nach etwas Smalltalk schaute sie mir in die Augen und meinte schließlich, sie habe mich lang genug beobachtet und sei zu dem Schluss gekommen, dass ich kein Rassist sei.

Damit hatte ich nun gar nicht gerechnet, was jedoch verständlich war – schließlich war ich als privilegierter männlicher Weißer kaum für dieses Problem sensibilisiert und hatte bislang auch keinen Grund gehabt, mich mit dieser Problematik auseinanderzusetzen. Klar hatte ich registriert, dass es Wohngebiete nur mit Weißen gab und andere nur mit Schwarzen. Es hatten mir auch alle Bekannten und Freunde geraten, die Fahrzeugtüren zu verriegeln, falls ich je durch Capitol Hill fahren würde. Es war zudem natürlich nicht zu übersehen, dass die meisten Billigjobs in Washington D. C. und Maryland vor allem von Schwarzen gemacht wurden.

Kim zeigte auf das Bushäuschen an der gegenüberliegenden Old George Town Road. «Als mein Vater noch diese Buslinie benutzte, standen dort zwei Häuschen. Schwarze durften nur in jenes, das vor ein paar Jahren abgerissen wurde.» Kim hat mir die Augen geöffnet, es war aber noch ein langer Weg, bis auch mein Gehirn das Gesehene richtig verarbeitete.

Jedenfalls fiel auch Jo auf, dass Kim und ich ein gutes Team waren. Eines Morgens bat er Kim zu sich ins Büro und bot ihr eine Stelle als Laborantin an. Kim kam völlig verstört zu mir, um darüber zu reden, schließlich hätte sie als alleinerziehende Mutter dank eines solchen Jobs weniger finanzielle Probleme gehabt. Ich wiederum war wütend, weil es Jo sicher wieder nur darum ging, die Auflagen des Equal Rights Amendments für die nächsten Jahre zu erfüllen. Ich riet Kim, den Job abzulehnen und, so talentiert wie sie war, eine akademische Karriere anzustreben. Das tat sie, aber wir verloren uns nach ihrem Sommerjob leider aus den Augen, und mein Gehirn muss damit leben, dass es Dinge gibt, die es nie mehr herausfinden wird.

Für mein Ego war es durchaus peinlich, den Rassismus in den USA als offenliegendes gesellschaftliches Problem nicht so wahrzunehmen, dass ich mich gezwungen gesehen hätte, mich direkt dagegen zur Wehr zu setzen. Mein Fernsehkonsum war jedoch beträchtlich, weil ich unbedingt besser Englisch lernen wollte – und erst jetzt fiel mir auf, dass es praktisch keine Moderatoren oder Kommentatoren gab, die schwarz waren. Zu dieser Zeit wurden News und Soap Operas noch fast ausschließlich von Weißen getragen. Also machte ich ein Experiment. Beim nächsten Umtrunk vor dem Wochenende fragte ich in die Runde, warum es eigentlich beim Football keine schwarzen Quarterbacks gebe. (Heute sind sie in der Mehrzahl, aber damals gab es wirklich keine.) Betretenes Schweigen, bis Bill, ein ehemaliger Pilot und Vietnamveteran, sich räusperte. «Du verstehst schon, das ist schließlich eine Führungsposition?!» Es gab keinen Protest, alle waren offenbar einer Meinung mit Bill. Und damit keine weiteren tiefgründigen Fragen aufkamen, tranken wir Light-Bier. Traurig – schließlich wusste man damals schon, dass es keine menschlichen «Rassen» gibt, nur minimale genetische Unterschiede.

Als junger Immunologe weiß man natürlich, dass sich das Immunsystem im Wesentlichen darauf beschränkt, Fremdes zu bekämpfen und das Eigene zu schützen. In Amerika war ich jedoch der Fremde, also eigentlich der Immigrant, hatte aber nie das Gefühl, als solcher behandelt zu werden – wie das derzeit den meisten Immigranten in Europa geschieht. Das änderte sich schlagartig, als mein damaliger Chef mir eine «Tenure», also eine feste Stelle, anbot. Über Nacht hatte ich keine Freunde mehr im Labor, und man grüßte mich kaum noch. Ich war auf einen Schlag zum Fremden geworden, der den Amerikanern einen Job wegnahm. Erst als ich ein paar Tage später laut im Korridor verkündete, dass ich den Job nicht annehmen würde, hatte ich wieder alle meine Freunde zurück.

Ich kämpfte mit diesem Entscheid, da er auf rein rationaler Basis eigentlich nicht sinnvoll war. Mir gefiel es in den USA, aber es war auch eine Hassliebe, ich vermisste Europa und sogar ein wenig die Schweiz. Ich hätte bleiben müssen, wäre mein oberstes Ziel eine steile wissenschaftliche Karriere gewesen, denn das Umfeld der NIH wäre sicher geeigneter gewesen als alles, was Europa damals in der Forschung zu bieten hatte.

Eigentlich war es also Heimweh, aber wie kann man so ein Gefühl rationalisieren?

Zweites Vorwort

Ein zweites Vorwort einige Kapitel später – das ist natürlich ungewöhnlich. Dieses Buch-Projekt wäre nämlich beinahe gestorben. Warum? Weil ich selbst fast gestorben wäre. Ich hatte das Buch schon in groben Zügen im Kopf, aber wie im ersten Vorwort beschrieben, musste ich zu einer Hirnoperation antreten, da man bei der Untersuchung eines anderen Leidens als Zufallsbefund ein Aneurysma gefunden hatte. Eine solche Ausstülpung eines Blutgefäßes kann noch Monate oder Jahre halten – aber wenn sie platzt, kann man innerhalb von Stunden daran sterben. Ich vertraute dem Hirnchirurgen und hätte nach einer Woche eigentlich wieder nach Hause gehen sollen.

Aus der Woche wurde jedoch fast ein Jahr. Ich wurde in der Nacht nach der Operation des Aneurysmas als Notfall zu meinen ehemaligen Kollegen am Inselspital überführt, weil wegen einer Fistel im Gehirn eine Blutung aufgetreten war. Der Schaden wurde behoben, es folgten drei Wochen künstliches Koma, eine längere Zeit im Delirium und dann die Rehabilitation, das heißt eine Zeit, in der ich eigentlich nicht existierte, eine Zeit, in der nur mein Gehirn Unfug trieb, eine Zeit, in der ich quasi neu verdrahtet wurde – und eine Zeit, in der ich wieder zu meinem «Ich» zurückfand, also wieder eine Person wurde.

Mit anderen Worten: Ich hatte andere Sorgen, und es kam mir vor, als müsste ich den Schluss dieses Buches, meinen Zweikampf zwischen meinem Gehirn und der Irrationalität, in einer Art brutaler Kurzversion durchleben.

Trotzdem, dieser Zweikampf war mir natürlich wichtiger als eine Biografie, die ich eigentlich gar nicht schreiben wollte. Nun habe ich mich aber dazu durchgerungen, das Jahr, in dem ich zeitweise nicht wirklich lebte, als Schlusspunkt für dieses Projekt aufzuheben und mit der ursprünglich geplanten Erzählung zu meinem Leben zunächst fortzufahren. Es stört mich auch nicht, sollte das Buch wie eine Biografie daherkommen, denn man hat nur ein Leben. Ich habe allerdings noch etwas gelernt: Man stirbt nur einmal, lebt aber jeden Tag.

Heimweh

Natürlich wusste ich schon früh, dass es keine Wunder gibt. So hat es erwiesenermaßen in Lourdes nur Spontanheilungen gegeben. Nie sind einem Amputierten seine Gliedmaßen nachgewachsen. Trotzdem fühlte es sich wie ein Wunder an, als mein ehemaliger Chef am Inselspital mich in Amerika besuchte und fragte, ob ich wieder am Institut für Immunologie arbeiten wolle. Für jemanden, der kurz vorher eine permanente Stelle an der wichtigsten Behörde der USA für biomedizinische Forschung abgelehnt hatte und sich Sorgen machte, wie die Zukunft wohl aussehen mochte, klang dies schon wie ein Wunder, und ich sagte erfreut zu. Für meine Eltern war es ebenfalls ein Wunder, allerdings quasi ein verdientes. Schließlich hatten sie fünf Marien-Wallfahrtsorte besucht, um für mich zu beten, damit ihr Schwarzes Schaf endlich wieder auf den rechten Weg und zum Glauben fand. Als ich dies später erfuhr, kommentierte ich es so, dass sie besser für mein finanzielles Wohl gebetet hätten. Denn falls es wirklich Wunder gäbe, hätte mir ein solches viel besser gefallen.

Zurück in Bern, wo wir uns sofort wieder wohlfühlten, musste ich mich an den Gedanken gewöhnen, wieder in der *Heimat* zu sein, ein Begriff, der mir eigentlich suspekt war, aber trotzdem jetzt besser gefiel als die Bezeichnungen «Auswanderer» oder «Immigrant». Trotzdem spürte ich eine neue Art der Heimatlosigkeit. Dies nicht, weil ich umgeben war von fremdländischen Studenten aus Europa, Japan oder China, nein, dieses Gefühl entstand dadurch, dass ich außerhalb meines Arbeitsplatzes kaum mit jemandem über die Forschung, die mich interessierte, reden konnte. Es war die Zeit, als die Biotechnologie zu boomen begann, aber weder positiv noch negativ vorbelastet war. Unter «Biotechnologe» konnte sich niemand wirklich etwas vorstellen – vielleicht auch, weil manch einer behauptete, Bier zu brauen sei die älteste Form der Biotechnologie.

Umso mehr staunte ich, an einer Party Anlageberater vom Bund zu treffen, die bestens über einige Biotechnologie-Start-ups informiert waren und von mir Anlagetipps erwarteten. In der Schweiz gab es damals erst eine Biotechnik-Firma, nämlich Biogen. Langsam wuchs allerdings die Skepsis gegenüber diesem neuen Forschungszweig, weil die Forscher mit Genen arbeiten. Also entwickelte sich, wenn auch anfangs noch zaghaft, der Protest gegen die Gentechnologie. Es erstaunte mich, dass ausgerechnet die Finanzwelt nüchtern blieb, währenddem die Skepsis bei jenen wuchs, die später vom medizinischen Fortschritt profitieren würden.

Damals ließ mich die Protestbewegung noch kalt. Die modernen Live Sciences faszinierten mich, und ich wurde an zahlreiche Kongresse auf der ganzen Welt eingeladen. Dort traf man Gleichgesinnte, konnte also endlich in einer Gruppe Sachfragen diskutieren, die sonst niemand interessierten. In meinem Leben ging es nun fast nur noch um Sachfragen, und selbst wenn wir uns stritten, war es eine rationale Auseinandersetzung mit der Materie: Wer die besseren Argumente und Experimente hatte, behielt am Ende recht. Ich saß mit im Elfenbeinturm, und es wäre mir nie in den Sinn gekommen, dass unser neuer Forschungszweig durch irgendeine Art von Kommunikation begleitet werden müsste.

Wir haben damals die Ängste der Laien einfach nicht ernst genommen. Aber die Forschung hatte insbesondere durch die Erfindung und den Einsatz der Atombombe ihre Unschuld verloren. Den meisten Forschern waren diese Ängste wahrscheinlich gar nicht bewusst, und es waren goldene Zeiten für die Forschung. Es flossen genügend staatliche und private Gelder, um die meisten Forschungsprojekte problemlos durchziehen zu können. Es war auch beruhigend zu sehen, wie eine andere Revolution – nämlich die Digitalisierung – fast ohne Widerstände eingeführt werden konnte. Jeder wollte schon bald einen eigenen Rechner haben, das Internet wurde zum Tummelplatz, und man träumte vom Wissen für alle. Kurz: Die digitale Welt versprach ein besseres Leben.

Meine rationale Welt hatte jedoch einen Makel. Schließlich war ich nach Amerika ausgewandert, sicher, die Schweiz für immer zu verlassen. Nun hatte ich mich also wieder in Bern eingelebt und musste mir eingestehen, dass ich verschiedene rationale Gründe nur vorschob, um wieder in dieser Stadt leben zu dürfen. Eigentlich war es aber viel einfacher: Ich hatte Heimweh gehabt.

Dieses Gefühl hatte nun wirklich nichts mit Rationalität zu tun. Der Grund für meinen Entschluss war ein reines Empfinden gewesen – für das man wohl Gründe hätte aufzählen können, das aber letztlich so gar nicht in meine rationale Welt passte.

Männerbefreiung

Der Aufenthalt in den USA hatte aber noch andere Spuren hinterlassen. Während ich je länger je mehr in der Forschung aufging, realisierte ich zugleich, dass ich in eine Parallelwelt eingetaucht war. Meine Frau hatte sich bereits in Amerika stark in der Frauenbewegung engagiert. Der neue Zeitgeist und unsere kleine Familie wurden, auch besonders mit der Geburt des zweiten Kindes, einem Sohn, zu einer dominierenden Realität, die zudem von sozialen Existenzängsten geprägt war. Alles in allem drängte sich die Frage nach dem Sinn des Lebens immer stärker auf.

Als Immunologe je eine Stelle zu finden, schien fast aussichtslos. Meine Frau hatte mir mein Studium bezahlt, aber da ich noch immer einem traditionellen Rollenverständnis anhing, begann mich die Frauenbewegung ebenfalls zu beschäftigen, wenn auch niemals so stark wie die Frauen in der Forschung, die nach einem Auslandsaufenthalt eine eigene Forschungsgruppe aufbauen *und* Kinder haben wollten.

Die meisten Männer in meinem Freundeskreis waren in einer ähnlichen Situation. Sie hatten eine emanzipierte Frau zu Hause, der sie bei den meisten Frauenfragen recht gaben, der gegenüber sie aber trotzdem ein schlechtes Gewissen hatten. Wir konnten schließlich nicht abstreiten, dass in der Regel die Männer für die Unterdrückung der Frauen verantwortlich waren. Bei den hitzigen Diskussionen, die wir führten, geriet ich jedoch rasch an meine Grenzen, da zwar einige der Probleme tatsächlich auf Fakten beruhten – etwa der Ungleichheit der

Löhne –, es aber oft auch bloß um Meinungen ging. Da ich in meinem bisherigen Forscherleben gelernt hatte, absolut keinen Wert auf Meinungen zu legen, verlor ich immer schnell das Interesse. Schließlich konnte jeder eine Meinung haben – überprüfen aber konnte man diese nie.

Da das schlechte Gewissen den Frauen gegenüber aber überwog, entschloss ich mich, mit anderen Männern über uns und die Frauenbewegung zu diskutieren. In meinem Freundeskreis fanden sich rasch zwölf Männer, die – sozusagen analog zu den Bestrebungen der Frauen – bereit waren, eine Männerbefreiungsgruppe zu bilden. Wir trafen uns einmal pro Woche und waren uns bald einig: Wir wurden ebenfalls unterdrückt. Wir konnten als Männer unter Männern nicht über unsere Sexualität reden, auch wenn wir uns zur Begrüßung küssten, was damals höchstens in Italien vorkam.

Kurz, wir waren bald an dem Punkt angekommen, wo Fakten und Meinungen aufeinanderprallten. Ab und zu kam es auch vor, dass unsere Gruppenabende in einem Besäufnis endeten. Nicht zuletzt deswegen, aber auch, weil unsere Frauen bald herausfanden, dass an unseren Abenden auch über Intimes gesprochen wurde, fand unsere Männerbefreiung ein rasches Ende.

Gender-Fragen interessieren mich auch heute noch – falls es nicht um *Meinungen* geht. Umso spannender fand ich die Diskussion mit Esther Vilar, der Autorin des Buchs «Der dressierte Mann» und ebenfalls Beirätin der Giordano-Bruno-Stiftung, wo wir uns kennenlernten. Ich fragte sie, warum sie damals das Feld Alice Schwarzer überlassen habe und nach London ausgewandert sei. Der Grund sei einfach, antwortete sie. Sie sei auf einer Damentoilette in Hamburg von Feministinnen zusammengeschlagen worden und deshalb gegangen.

Seither plagt mich die Frage, ob eigentlich schon jemals ein Krieg aufgrund von Fakten angezettelt wurde oder ob es immer bloß um Meinungen ging.

Die Erfahrung als «Maskulinist» half mir zwar, die Notwendigkeit der Gleichstellung der Geschlechter zu verstehen – aber es blieb die Sehnsucht, doch noch eine Zeit zu erleben, in der ohne Vorurteile auch über die Rechte der Männer diskutiert werden darf.

Irrationalität auf dem Prüfstand

Als Kind hatte ich nicht nur die Bücher von Karl May, sondern auch die von Erich von Däniken verschlungen. Seine Fragestellungen und Hypothesen hatten mich fasziniert – in etwa so, wie meine Enkel von Dinosauriern begeistert sind. Für die Wissenschaft war Erich von Däniken allerdings immer ein rotes Tuch.

Einmal hielt ich einen Vortrag über Gentechnologie beim Berner Schriftsteller und Schriftstellerinnen Verein. Erich von Däniken saß im Publikum und fragte mich nach dem Vortrag, ob wir einmal zusammen essen gehen wollten. Ich zögerte zunächst und sagte dann unter der Bedingung zu, dass dies an einem Ort stattfinden würde, wo es teuren Rotwein gab. Kurz darauf rief er mich an, und wir trafen uns im teuersten Hotel von Bern.

Es wurde ein äußerst vergnüglicher Abend, und wir wechselten zum Du. Nach dem Essen zeigte Erich mir Bilder von Mischwesen wie etwa Sphingen, Zentauren etc. Da ich damals in der Öffentlichkeit bereits als Gentechnologe verschrien war, fragte er mich, ob man solche Wesen tatsächlich mittels Gentechnik erschaffen könne. Die Frage überrumpelte mich. Er doppelte nach, weil er wusste, dass wir im Labor Hybride nutzten. Unsere Hybridomas waren tatsächlich Verschmelzungen von Krebszellen mit einer anderen Zellart des Immunsystems, die aufgrund der beiden Genome neue Eigenschaften erhielten. Diese Hybriden hatten in der Wissenschaft eine Revolution ausgelöst, und zwei Immunologen hatten zusammen den Nobelpreis erhalten. Während wir Menschen in der Lage sind, in unseren Körpern rund 109 verschiedene Antikörper herzustellen, ermöglichte es diese neue Technologie, monoklonale Antikörper, also Antikörper mit nur *einer* Spezifität, herzustellen. In der Zwischenzeit sind solche Antikörper zum Standard bei der Behandlung von Krebs geworden und überhaupt nicht mehr aus der modernen Labordiagnostik wegzudenken.

Erich hatte also einen guten Riecher gehabt, nicht nur, weil es schließlich schon seit langer Zeit Maultiere gibt, sondern auch, weil später Liger, Großkatzen-Hybriden, gezüchtet wurden – eine Kreuzung zwischen Löwen und Tigern. Aber nicht nur das – es gibt weitere Hybriden, denen man das nicht ansieht, etwa Mäuse, deren Immunsystem ausgelöscht und durch das menschliche Immunsystem ersetzt wurde.

Die zentrale Frage von Erich war allerdings, ob wir schon einmal von Außerirdischen besucht worden sind. Die Wissenschaft hat das als Spinnerei abgetan; neue Erkenntnisse über das Universum haben ihn jedoch zumindest teilweise rehabilitiert. Das Universum ist nämlich dermaßen groß, dass es eine gewaltige Überheblichkeit wäre, zu behaupten, wir seien die einzigen Lebewesen darin. Es ist eigentlich sogar zwingend anzunehmen, dass wir nicht allein in diesem Universum sind. Zum Glück lebt Erich in der heutigen Zeit, denn obwohl man immer wieder versuchte, ihn wissenschaftlich zu diskreditieren, landete er nicht auf dem Scheiterhaufen, wie das etwa Giordano Bruno passierte, weil er der Meinung war, der Weltraum sei unendlich und das Universum ewig.

Wahrscheinlich hat es Erich auch gefreut, als das SETI-Projekt von der UC Berkeley gestartet wurde. SETI steht für Search for Extraterrestrial Intelligence, also die Suche nach außerirdischen Zivilisationen. Eine Vielzahl von hochkarätigen Wissenschaftlern hat seither das Projekt unterstützt. Keiner von ihnen wurde allerdings als Spinner bezeichnet.

Je mehr ich über Erich von Däniken erfuhr, desto mehr Respekt musste ich ihm zollen. Wer weiß schon, dass seine Werke in 32 Sprachen übersetzt wurden, und mit weit über 67 Millionen verkaufter Bücher ist er der erfolgreichste Schriftsteller der Schweiz. Zählt man die zahlreichen Raubkopien seiner Werke dazu, ist er vielleicht sogar der erfolgreichste Sachbuchautor der Welt. In meinen Augen verdient er allerdings noch mehr Respekt, weil er nie missionierte. Er hat bloß oft einen anderen Blick auf unerklärliche Dinge oder Phänomene, für die andere die Religion missbrauchen.

Besonders dankbar bin ich aber Erich, weil ich dank ihm Menschen kennen lernte, die mein Denken veränderten. Bei einer seiner Geburtstagspartys saß ich dem Physiker Michio Kaku gegenüber. Er arbeitet schon seit den 1970er-Jahren an der Stringtheorie. Darunter konnte ich mir damals allerdings noch nichts vorstellen, aber ich wollte mit etwas Einfacherem beginnen und fragte ihn, ob er mir wenigstens erklären könnte, was eine vierte Dimension sei. Das sei einfach, erwiderte er. Ich solle mir einen Fisch in einem Teich vorstellen. Der habe alle drei Dimensionen zur Verfügung – aber alles, was über der Oberfläche des Teiches sei, sei für ihn nicht zugänglich. Ich verstand. Noch heute ist vieles in der modernen Astrophysik auch für mich nicht zugänglich.

Umso unterhaltsamer wurde es, als Professor Kaku von seinen anderen Tätigkeiten zu erzählen begann. Er fungierte nämlich als Berater für die Science-Fiction-Serie «Raumschiff Enterprise», auf Englisch «Star Trek». Das geflügelte Wort «Beam me up, Scotty!» verdanken wir seiner Beratertätigkeit für die Leute, die damals die Story für die Serie schrieben. Er selbst kommentierte dies einmal so: «Als Physiker habe ich gelernt, dass sich das sogenannte Unmögliche häufig als relativer Begriff erweist.» Und sein Zitat von Albert Einstein – «Wenn eine Idee anfangs nicht absurd klingt, besteht keine Hoffnung für sie!» – erklärte endgültig, weshalb er an der Tafel von Erich saß.

Zu meiner Rechten saß meine Frau Heidi, die sich vergnügt mit einem älteren Herrn unterhielt. Ich hätte auch sehr gern mit ihm gesprochen, aber wir kamen nicht dazu. Es waren schließlich noch andere sehr interessante Gäste zugegen, und die Zeit verging viel zu schnell. Auf dem Weg ins Hotelzimmer fragte ich Heidi, um was es bei ihrem Gespräch gegangen sei. Der nette Tischnachbar habe ihr ein paar gute Tipps zur Reparatur unserer Waschmaschine gegeben, antwortete sie. Denn sie hatte ihm erzählt, dass diese kurz vor unserer Abreise nicht mehr funktionieren wollte. Nachher sei es um verschiedene Themen gegangen, immer unterhaltsam und gescheit. Es sei ein schöner Abend gewesen.

«Habt ihr nicht über den Mond gesprochen?», fragte ich. Sie guckte verdutzt und fragte: «Warum über den Mond?» Ich entgegnete: «Weil du mit Neil Armstrong, dem ersten Menschen auf dem Mond, gesprochen hast.» Sie glaubte zuerst, ich mache einen Scherz, aber dann wurde sie ein bisschen wütend, weil ich ihr dies nicht vorher gesagt hatte. Schließlich aber konnten wir uns beide darüber freuen, dass es Menschen gibt, die trotz ihrer Leistungen und ihrer Berühmtheit ein normales, angenehmes Gespräch schätzen.

Von Erich von Däniken habe ich also gelernt, dass die Realität manchmal sehr irrational daherkommen kann.

Ein Wissenschaftler als Kolumnist

Ich darf den ehemaligen Chefredaktor der Berner Zeitung zu meinen Freunden zählen. Als er die Zeitung damals noch dirigierte, habe ich ihn bei einem gemeinsamen Nachtessen gepiesackt, denn es hatte mich immer schon gestört, dass die meisten Zeitungen keine Wissenschaftsjournalisten anstellten. Warum sein Käseblatt nur Sex und Crime, umrandet von Sport, zum Inhalt habe, gleich wie die meisten anderen Printmedien der Schweiz? Die Wissenschaftskommunikation sei doch eine sehr wichtige Sache. Er konterte sogleich mit dem Angebot, alle 14 Tage in seinem Blatt Platz zu schaffen für eine Kolumne von mir.

Einen Moment lang war ich überfordert, was er offensichtlich genoss. Ich musste mir das überlegen. Ich wusste, dass ich wissenschaftliche Arbeiten schreiben konnte – aber eine Kolumne? Mit nur wenigen Zeilen? Das schien mir schwierig zu sein. Aber nach einigem Überlegen sagte ich schließlich doch zu.

Eigentlich hatte ich über Wissenschaft schreiben wollen, entschied mich dann aber für Themen, die tatsächlich dem rationalen Denken diametral entgegengesetzt waren. Ich begann mit der Esoterik, weil dieses Thema einen gewissen Unterhaltungswert hatte. Und prompt provozierten meine lästerlichen Beiträge zu Granderwasser, Heilsteinen, Bioresonanz oder Wünschelruten für Wasseradern zahlreiche unfreundliche Leserbriefe.

Ich hatte also offensichtlich einen Nerv getroffen, und die Kommentare wurden noch gehässiger, als ich begann, über Biogemüse zu schreiben. Es half auch nichts, dass ich einen Preis ausschrieb für den, der mit wissenschaftlichen Methoden den Unterschied zwischen einer normalen und einer Bio-Karotte nachweisen konnte.

Natürlich kannte ich die Auswüchse des religiösen Glaubens, auch wenn diese harmlos waren – wie bei meinem Vater, der an seinem Autoschlüssel immer ein Medaillon des heiligen Christophorus hängen hatte, um vor Unfällen geschützt zu sein. Wobei es der heilige Christophorus übrigens vergeigte. Esoterik, Bio, Geister, Kobolde und anderes wirres Zeug – all das erschien mir je länger je mehr als eine Art säkularer Glaube.

Gemessen an den Leserbriefen, war aber die Alternativmedizin die Krönung. Die wütendsten Reaktionen kamen von den Homöopathen. Zu meiner eigenen Belustigung malte ich mir aus, dass die homöopathischen Kügelchen wahrscheinlich wegen des Zuckers aggressiv machten. Wie stark der alternativmedizinische Druck auf die Gesellschaft war und zum Teil noch ist, zeigte sich damals auch dadurch, dass eine Regierungsrätin des Kantons Bern von der Universität verlangen konnte, eine Professur für Alternativmedizin an der Medizinischen Fakultät zu schaffen.

Diese Professur teilten sich jeweils drei Alternativmediziner, und ich scheiterte jedes Mal mit meinen Bedenken, wenn es zu einer neuen Berufung kam. So schlug ich zum Beispiel Uriella vor, damals das Oberhaupt der neureligiösen Bewegung Fiat Lux. Sie verstand sich als Sprachrohr Jesu; ihre Anhänger sahen sie als Wunderheilerin und behaupteten, sie habe über magische Kräfte verfügt. Mein Vorschlag war nämlich, dass man ihr angeblich heilendes Badewasser wissenschaftlich untersuchen sollte, was aber meine Kollegen ablehnten, obwohl sie all die anderen Alternativmediziner jeweils sang- und klanglos durchwinkten.

Ich werde wahrscheinlich nie herausfinden, ob mein Anschreiben gegen die Irrationalität überhaupt je etwas bewirkt hat. Dem ehemaligen Chefredaktor der Berner Zeitung rechne ich es allerdings hoch an, dass er mich oft verteidigte und mich nicht schon viel früher als Kolumnist an die Luft setzte.

Ich hatte das Schreiben von Kolumnen aber schätzen gelernt und nahm dankend an, als die NZZ am Sonntag mich anfragte – quasi als Notnagel, weil ein bereits angefragter Kolumnist aufgrund seiner neuen Stelle als Vizekanzler und Bundesratssprecher der Schweizerischen Eidgenossenschaft ablehnte. Das neue Publikum reizte mich, und ich versuchte mich an neuen Themen. Eine der erfolgreichsten Kolumnen handelte von Frauen, die entweder ihr Kind im Veloanhänger auf Auspuffhöhe zu Schule brachten, oder von solchen, die dies in gepanzerten Fahrzeugen namens SUV taten. Mütterliche Fürsorge und politische Korrektheit prallten aufeinander und sorgten für gewaltige Reaktionen.

Als ich schließlich als NZZ-Kolumnist abgesetzt wurde, begründete man dies damit, dass ich die bisher längste Periode als Kolumnist gehabt habe und sie mich daher auswechseln müssten. Und nicht etwa, weil es ab und zu vorkam, dass sie eine zusätzliche Doppelseite drucken mussten wegen der vielen Leserbriefe.

Einerseits war ich froh, wieder etwas mehr Freizeit zu haben, andererseits fragte ich mich, was ich ab jetzt als Selbsttherapie gegen die Irrationalität machen sollte. Schließlich hatte ich nun erst einmal kein Ventil mehr, um Luft abzulassen gegen den Aberglauben in unserer Gesellschaft.

Es war einmal

Ein lieber Freund hat kürzlich eine Webpage von mir erstellt (www.beda-stadler.ch). Ich war erstaunt, wie viele meiner Kolumnen oder anderen Beiträge er im Netz aufstöbern konnte. Das menschliche Gehirn hat den Moloch namens Internet erschaffen und damit unserem Denkorgan die Unzulänglichkeit der eigenen Erinnerung vor Augen geführt. Viele der damaligen Kolumnen hatte ich nämlich in der Zwischenzeit fast gänzlich vergessen.

Früher begannen Märchen mit «Es war einmal ...», und heute «googelt» man. Ich kann jetzt also auf meiner eigenen Webpage nachlesen, wie ich damals als 58-Jähriger mit dem Thema Irrationalität umgesprungen bin. Am 9. März 2008 erschien in der NZZ am Sonntag die Kolumne mit dem Titel «Gefährliche Ferkeleien. Ein gottloses Kinderbuch soll jugendgefährdend sein. Wer aber verbietet die Bibel?». Internet sei Dank, kann ich die Kolumne also hier wiedergeben.

«‹Wo bitte geht's zu Gott?›, fragte das kleine Ferkel – so lautet der Titel eines Kinderbuchs, das ich gerne meinen Enkelkindern schenken würde. Das Problem ist, ich habe noch keine, und vielleicht darf ich das auch nicht mehr. Die deutsche Bundesprüfstelle für jugendgefährdende Medien hat sich am Donnerstag nämlich mit dem Büchlein auseinandergesetzt. Die Bundes-Familienministerin stellte den Antrag, das religionskritische Buch auf den Index zu setzen. Das Buch sei antisemitisch und sozialethisch desorientierend. Werden meine zukünftigen Enkel ohne dieses harmlose Büchlein aufwachsen müssen?

Das ist zurzeit nicht klar, da der Abgabetermin dieser Kolumne früher war, was keine Rolle spielt. Die Ferkelei ist nicht rückgängig zu machen. Auch wenn die deutschen Wächter über die Kinderseele hoffentlich den letzten Funken Verstand benutzen, ist intellektueller Schaden angerichtet. Zudem ist noch eine Strafanzeige vom Bistum Rottenburg-Stuttgart gegen das Ferkel-Buch hängig. Das Bistum hat sich vor allem darüber aufgeregt, dass im Büchlein katholische Christen als ‹Menschenfresser› tituliert werden. Das kleine Ferkel sagt nämlich zu seinem Freund, dem Igel: ‹Wenn die schon den Sohn vom Herrn Gott verspeisen, wer weiss, was die kleinen Igeln und Ferkeln antun …› Das Bistum findet, der Tatbestand der Beleidigung sei erfüllt, schliesslich gehe es um Transsubstantiation. Mich haben Hostien auch immer ein wenig geekelt. Ich habe mich gewundert, wie Fleisch und Blut in eine fade, farblose Oblate hineingelangt. Die Transsubstantiation wurde später noch suspekter, da dem Messdiener auffiel, dass die Herstellung von göttlichem Blut wesentlich mehr Wein als Wasser benötigte. Halten wir fest, die Bibel und Kinderbücher taugen beide offensichtlich nicht dazu, komplexe theologische Erkenntnisse zu erläutern. Vielleicht sind einige Erwachsene zu alt, um Kinderbücher zu lesen, und einige Kinder zu jung, um die Bibel zu lesen?

Der bundesministerielle Indizierungsantrag basiert auf einem Paragrafen, wonach Medien jugendgefährdend sind, wenn sie unsittlich sind, verrohend wirken und zu Gewalttätigkeit, Verbrechen oder Rassenhass anreizen. Ich habe das Kinderbuch gelesen, ohne dass dieser Eindruck entstanden wäre. Das erste Buch, das mir allerdings zu diesem Paragrafen spontan einfällt, ist die Bibel. Ich finde es unsittlich, wenn Väter beschrieben werden, die ihre Kinder abschlachten. Vieles, was mir so einfällt, was Moses, vom Berge hinuntersteigend, sah, könnte auf Kinder möglicherweise verrohend wirken.

Nie würde ich meinen Enkeln vorlesen, dass Lot zwei Engel vor einer Vergewaltigung rettete, indem er seine jungfräulichen Töchter dem Pöbel überließ. Die Gewalttätigkeiten in der Bibel, angefangen beim Brudermord bis zur Kreuzigung, werden nicht nur gedruckt, sondern hängen in manchen Familien über dem Esstisch. Es gibt genügend Zeitgenossen, die der Ansicht sind, der Judenhass könnte etwas mit Judas dem Verräter zu tun haben und der irrigen Ansicht, die Juden hätten den Propheten der Christen getötet. Trotzdem erinnere ich mich, dass mir dieses Buch in zartem Alter als Bettlektüre empfohlen wurde. Allerdings habe ich bis heute keinen Antrag zur Indizierung der Bibel gefunden.

Also unabhängig davon, ob das gottlose Kinderbüchlein nun auf die Liste gesetzt ist oder nicht: Es bleibt die Frage, ob das Recht, sich über etwas lustig zu machen, höher einzustufen ist als das Recht, die beleidigte Wurst zu spielen. Es stimmt, sind die Monotheisten in diesem Kinderbuch nicht respektvoll gezeichnet. Den Atheisten muss man aber zugutehalten, dass sie bis anhin keinen Respekt verlangt haben. Menschen, die an das Irrationale glauben, haben Toleranz verdient. Die Frage ist, ob sie auch Respekt verdient haben. Toleranz und Respekt sollten nicht verwechselt werden: Wer Respekt will, will auch Macht. Gehört die Macht in den Schoss der Irrationalität?»

Es gab auf meinen Beitrag wie üblich geharnischte, aber auch sehr freundliche Leserbriefe. Einer stammte vom Schöpfer meiner Webpage. Als Beispiel für die freundlichen Reaktionen füge ich diesen hier bei: «Schön, dass die ‹NZZ am Sonntag› der Vernunft immer wieder eine Plattform bietet. Beda M. Stadlers Kolumnen geniessen wir besonders, sind sie doch ein willkommener Kontrapunkt zur allgegenwärtigen Flucht ins Irrationale. Gerade jetzt berichten andere Medien schwerpunktmässig von der Exorzismus-Offensive der katholischen Kirche. Teufelsaustreibungen hätte diese aber selber bitter nötig, wenn sie in Amerika Ablasszahlungen an Pädophilie-Opfer in der Höhe von 660 Millionen Dollar leisten muss! Grazia und Daniel Annen, Arth (SZ)»

Die Angst vor der Gentechnik

Die deutsche Sprache spielt in der Wissenschaft keine große Rolle mehr. Das war einer der Gründe, weshalb man die Postdoktoranden-Ausbildung in einem englischsprachigen Land absolvieren musste. Wichtige wissenschaftliche Studien wurden praktisch nur noch auf Englisch publiziert. Unser Schulenglisch musste also so rasch wie möglich so weit aufpoliert werden, dass man zumindest, was den wissenschaftlichen Jargon betraf, der englischen Sprache mächtig war.

Als ich angefragt wurde, ein englischsprachiges Lehrbuch ins Deutsche zu übersetzen, da man damals von Medizinstudenten noch nicht erwartete, Lehrbücher auf Englisch zu lesen, habe ich viele der immunologischen Fachbegriffe englisch belassen, da eine deutsche Übersetzung irreführend oder unverständlich gewesen wäre.

In der Öffentlichkeit wurde somit «Gene technology» zur «Gentechnik» oder «Gene manipulation» zur «Genmanipulation». Beide deutschen Übersetzungen sind aber eindeutig negativ belastet, was im Englischen nicht der Fall ist. Einer der Ersten, die begriffen, dass man die Kommunikation nicht ausschließlich den Medien überlassen sollte, war mein ehemaliger Mikrobiologie-Professor Richard Braun. Er wurde später Präsident der GenSuisse, der Schweizerischen Stiftung für Gentechnik, und setzte sich jahrelang öffentlich für dieses Thema ein.

Er war auch schuld daran, dass ich in diese öffentliche Debatte über die Gentechnik geriet, weil er mich gebeten hatte, darüber einen öffentlichen Vortrag vor einem Laienpublikum zu halten. Computer und PowerPoint-Präsentationen waren damals noch nicht üblich, weshalb ich meine Kollektion von wissenschaftlichen Diapositiven nach Bildern durchsuchte, die vielleicht von Interesse für meine Zuhörer sein könnten.

Der öffentliche Vortrag von uns beiden fand in der Hinterstube eines alten Landgasthofs statt. Zu dieser Zeit waren genmanipulierte Tomaten das Sinnbild der bösen Gentechnik, weshalb vor allem Bauern im Publikum saßen. Natürlich hatte ich keine Diapositive zum eigentlichen Thema, aber ich versuchte, das Publikum mit Bildern von meinen eigenen Forschungsresultaten für die Chancen der Gentechnik zu begeistern. Nach kurzer Zeit schliefen die meisten im Publikum ein und ich musste mir eingestehen, dass ich über etwas sprach, das hier offensichtlich niemanden interessierte.

Die Öffentlichkeitsarbeit war noch eine ganze Zeit lang sehr frustrierend. Ich realisierte, dass der Fachjargon viel zu komplex war, um damit in der Öffentlichkeit auftreten zu können. Die wissenschaftliche Ausdrucksweise zu verlassen, fühlte sich aber wie ein Verrat an, zumindest wie eine zu starke Vereinfachung. Noch wichtiger war allerdings die Einsicht, dass es bei dieser Kommunikation nicht um die eigenen Interessen gehen darf, sondern um die Interessen oder gar Ängste der Zuhörer. Als Wissenschaftler fiel es mir allerdings schwer, mich in die Rolle des Zuhörers hineinzuversetzen.

Das Zustandekommen der Genschutz-Initiative 1994 führte schließlich dazu, dass viele Wissenschaftler begannen, sich in der Öffentlichkeit zu engagieren. Es fand 1998 sogar eine große Demonstration in Zürich statt, an der 2'500 Wissenschaftler aus der ganzen Schweiz teilnahmen. An vielen öffentlichen Podiumsveranstaltungen war ich endlich nicht mehr allein als Wissenschaftler – und dennoch fühlte ich mich sehr einsam und im Stich gelassen. Denn als Wissenschaftler standen wir nach den Diskussionen meistens als klare Verlierer da. Unsere Gegenspieler waren oft Biobauern oder fundamentalistische Christen; auch die Erbin eines Schweizer Pharmariesen war dabei.

Am meisten fürchtete ich jedoch die damalige Präsidentin des Schweizerischen Konsumentenschutzes und spätere Bundesrätin. Das Argumentarium all dieser Gentechnik-Gegner basierte nämlich auf dem Schüren von Ängsten, den Warnungen vor Machtmissbrauch und einem vermeintlichen Eingriff in die Schöpfung.

Mich wunderte anfänglich, warum die Kritik an der Gentechnik fast ausschließlich ein europäisches Problem war. Allerdings fand ich eine Grafik, die aufzeigte, in welchen Gebieten Europas die meisten Hexenverbrennungen stattfanden. Diese Karte deckte sich interessanterweise mit den Orten, an denen die vehementesten Gentechnik-Gegner zu finden waren. Zuerst dachte ich an einen makabren Zufall, bis mir auffiel, dass diese Leute immer von der Gentechnik als Eingriff in die Schöpfung redeten. Aber aus wissenschaftlicher Sicht hat es nie eine *Schöpfung* gegeben – wohl aber eine *Evolution.*

Vielleicht haben uns ganz einfach die 20 Jahre gefehlt, die Charles Darwin sein Werk über die Evolution in der Schublade behielt, bis er fand, die Gesellschaft sei nun reif dafür, und er seine Arbeit öffentlich machte. Nun, das war wohl ein Irrtum. In der Schweiz ist in der Zwischenzeit die sogenannte Rote Gentechnik, also ihre Anwendung im medizinischen Bereich, völlig akzeptiert. Aber gentechnisch veränderte Pflanzen sind immer noch ein No-Go. Wenigstens ein kleiner Fortschritt, bedenkt man, dass die ersten Gentechnik-Gegner noch gentechnisch hergestelltes Insulin verhindern wollten. Inzwischen sind bei uns mehr als 300 Arzneimittel auf dem Markt, die gentechnisch hergestellt sind. Von den neu zugelassenen Wirkstoffen stammt bereits jeder zweite aus einer Gentechnik-Anlage.

Bis heute sind mir keine rationalen Gründe bekannt, die damals zu einer dermaßen fundamentalen Ablehnung der Gentechnik geführt haben könnten. Ich nehme also trotz der zunehmenden Säkularisierung an, dass die meisten Schweizer immer noch glauben, dass es eine Schöpfung gegeben hat. Gott, der Allmächtige, steht in der Präambel unserer Verfassung – und steckt anscheinend auch immer noch in den Köpfen der meisten Schweizer.

Religionskritik

Es wurde langsam Zeit, über den Sinn des Lebens nachzudenken. Dieser Sinn hatte sich bereits einige Male geändert, beispielsweise, als ich am Altar vom Priester geohrfeigt wurde, weil ich das Gebetsbuch hatte fallen lassen, was ein Messdiener eben nicht tun sollte. Als Pubertierender habe ich Ängste ausgestanden, weil für einen Katholiken die Unkeuschheit eine Todsünde ist. Somit wurde sogar das Überqueren der Straße, um zur Beichte zu gehen, zur höllischen Gefahr, weil es mir schwerfiel, mich an das sechste Gebot zu halten.

Kurzum: Die Religion wurde langsam zu einem lästigen Ritual, etwa wenn man an eine Beerdigung teilnahm oder zu einer Hochzeit geladen war. Ich versuchte, je länger je mehr, nicht mehr über Gott und die Welt zu diskutieren, sondern nur noch über die Welt. Ich glaubte sogar, das Kapitel Religion abgeschlossen zu haben, ohne je dafür oder dagegen Stellung zu beziehen.

Dann traf es mich völlig unerwartet wie ein Blitz, als ich mir gerade gelangweilt eine Fernsehsendung über Religion anschaute. Ein junger deutscher Philosoph, Michael Schmidt-Salomon, war zu Gast und redete so druckreif, dass man die Kommas und die Doppelpunkte mithören konnte. Er sprach über den Sinn des Lebens ohne Gott auf eine Art, wie ich dies auch gern hätte sagen wollen, aber nie gekonnt hatte. Er fasste in Worte, was ich mir bruchstückhaft ab und zu auch ausdachte, ohne aber fähig zu sein, dies auch so formulieren. Ich begann seine Bücher zu lesen und war fasziniert. Es war mir schon klar, dass es nur ein Leben gibt, aber seine Aussage, man brauche zum Leben nur drei Dinge – nämlich Wissenschaft, Kunst und Philosophie – boten mir nicht nur Sinn, sondern auch neue Hoffnung für mein Leben.

Ich verschlang die Bücher von Michael Schmidt-Salomon und fand dabei eine neue Welt, aber die Sprache der Philosophie war vieldeutiger als die Sprache der Wissenschaft. Richard Dawkins war der nächste Meilenstein. Als Zoologe sprach er meine Sprache, aber die Sinngebung war die gleiche wie die des Philosophen Schmidt-Salomon. Ihm verdanke ich ein wunderschönes Bild zum Sinn des Lebens: Man solle sich morgens im Spiegel betrachten und sich einfach darüber freuen, leben zu dürfen. Der Sinn des Lebens sei das Leben, da die Chance zu leben kleiner sei als ein Sandkorn in der Wüste. Dawkins wird auch nicht müde, der Welt meinen wissenschaftlichen Helden, Charles Darwin näher zu bringen. Sein großartiges Werk hat aber immer noch viel zu wenige Menschen erreicht.

Der dritte im Bunde war Christopher Hitchens, der leider viel zu früh starb. Er war ein wortgewaltiger Journalist und messerscharfer Denker. Dazu gesellte sich noch Sam Harris, ein Philosoph, dem die Philosophie nicht reichte und der deshalb auch noch Neurowissenschaftler wurde. Alle diese Autoren haben eine Gemeinsamkeit. Sie nennen sich «Atheisten». Sie alle wissen, dass man ohne Gott ja nicht Atheist (ohne Gott) sein kann, genauso wie man keinen Café Crème ohne Crème bestellen kann. Ihnen allen scheint das Reizwort aber zu gefallen, weil man dann wenigstens nicht lange erklären muss, wo man steht. Jeder Mensch wird schließlich als Atheist geboren und bleibt das auch für die meisten Götter. Je nachdem, wie man zählt, gibt es zwischen 3'000 bis 80'000 Götter. Atheisten wollen sich jedoch meist auch nicht Agnostiker nennen, weil dies ein wenig wie nach einer Absicherung tönt, sollte es vielleicht doch Götter geben.

Nachdem ich mir so viel atheistische Literatur einverleibt hatte, reizte es mich, zu diesem Thema wieder einmal eine Kolumne zu schreiben. Schließlich kannte ich selbst im Februar 2007 keinen Atheisten in der Schweiz. Diese Kolumne wurde eine meiner erfolgreichsten in der NZZ am Sonntag, gemessen an den Leserreaktionen. Es ging in erster Linie darum, dass ich etwa 100 Bekannte und Freunde fragte, ob sie einen Atheisten kennen würden. Ein paarmal wurde Friedrich Dürrenmatt erwähnt, was ich nicht gelten ließ – wenn schon, dann wollte ich einen lebendigen Atheisten. Ein weiterer Anlass für diese Kolumne war übrigens ein Artikel von Professor Sandro Cattacin, Direktor des Soziologischen Instituts der Universität Genf. Er fand im Rahmen eines nationalen Forschungsprojekts heraus, dass es einen inneren Zusammenhang zwischen Religiosität und Menschenfeindlichkeit gibt: «Nichtreligiöse sind klar weniger rassistisch, weniger sexistisch, weniger homophob, weniger xenophob.» Ich stellte die Frage, ob dies nicht Prädikate wären, die bislang keiner Partei zugeordnet werden könnten. Als Wissenschaftler interessierte mich vor allem, ob ein Politiker Begriffe wie «Schöpfung» und «Evolution» durcheinanderbringt. Und es schien mir, dass atheistische Politiker wenigstens eine kleine Garantie dafür sein könnten, dass bei Themen wie grüner Gentechnologie, Stammzellforschung oder Keimbahntherapie nicht wieder nur der beleidigende Vorwurf zu hören wäre, wir Forscher würden blind in die Natur eingreifen.

Zu der Zeit waren über 90 Prozent der Forscher in der National Science Foundation ungläubig, aber 100 Prozent der nationalen Politiker in Amerika gläubige Menschen. Ich war und bin der Meinung, dass religiöse Politiker eine Bedrohung sind – denn sie glauben an Wunder. Ein Wunder ist nicht reproduzierbar und somit undenkbar, falls es Naturgesetze gibt. Wunder sind also eine Beleidigung für das logische Denken. Sollen Wundergläubige wirklich für uns Entscheide treffen? Weil ich in meiner Kolumne behauptete, dass auch bei uns kein einziger atheistischer Politiker im Parlament sitzen würde, erhielt ich prompt Mails von einem CVP-Politiker aus der Region Basel und einem Biobauern und Politiker aus dem Aargau. Beide wollten mich Lügen strafen, indem sie klarstellten, dass sie Atheisten seien, aber: Ich dürfe das nicht weitersagen.

Diese religionskritische Kolumne war damals mein Coming-out als Ungläubiger, würde aber heute wahrscheinlich niemanden mehr hinter dem Ofen hervorlocken, da der Zeitgeist sich inzwischen geändert hat. Da die NZZ auch im Ausland gelesen wird, wurde ich von der Giordano-Bruno-Stiftung angerufen und eingeladen, der Stiftung als Beirat beizutreten. Bislang hatte ich es mit Groucho Marx gehalten, der gesagt hat: «Ich würde keinem Club angehören wollen, der mich als Mitglied aufnimmt.» Da diese Stiftung eine Denkfabrik für Humanismus und Aufklärung ist, der sich viele renommierte Wissenschaftler, Philosophen und Künstler angeschlossen haben, wollte ich aber eine Ausnahme machen. Ich habe es nie bereut. Inzwischen wird die Stiftung von über 10'000 Fördermitgliedern sowie 50 Regional- und Hochschulgruppen unterstützt. Die Stiftungstreffen einmal im Jahr waren lehrreich und zudem ein

Ort, an dem man sich nicht erklären musste, weil alle mit dem Ziel der Stiftung einverstanden waren. Es war immer sehr befriedigend, mit Künstlern, Philosophen und Wissenschaftlern gemeinsam am Tisch zu sitzen. Und als Trockennasenaffe genoss ich es, mit kompetenten Primatologen über andere Affen zu diskutieren.

Es wäre mir nämlich wirklich peinlich, wenn andere Affen auch an interstellare Herrscher glaubten würden, die sich für das interessieren, was wir auf der Toilette treiben. Auch die Idee, dass man sich selber kloniert, um dann seinen eigenen Klon auf die Erde zu senden, der sich dort – obwohl er als Klon nun auch allmächtig ist – an ein Kreuz nageln lässt, damit die Sünden von Menschen, die der Klonierer selber erschaffen hat, vergeben werden, erscheint mir ziemlich wirr.

Wenigstens wurden in vielen Ländern die Blasphemie-Gesetze abgeschafft. Ich habe mich nämlich auch schon über Leute lustig gemacht, die ein Kreuz um den Hals tragen, denn … wenn Christus auf einem elektrischen Stuhl gestorben wäre, würde das als Halsschmuck nicht sehr dekorativ aussehen.

Mir scheint also, ich kann die Religion als aggressivste Form des Aberglaubens ad acta legen. Ein Sprichwort, das Julius Cäsar nachgesagt wird, geht mir allerdings nicht aus dem Sinn: «Gerne glauben die Menschen das, was sie wollen.» Werden Wissenschaft, Kunst und Philosophie je einen Ersatz für die Religion schaffen können? Nachdem wir Menschen ungefähr 80'000 Götter abgeschafft haben, während ständig neue Ersatzreligionen aus dem Boden sprießen – etwa der Glaube an Bio, an Alternativmedizin oder Esoterik –, sollten wir endlich realisieren, dass wirklicher Trost nur bei anderen Menschen zu finden ist, und nur ersatzweise bei Haustieren, religiösen Ideen oder neuen Formen von Aberglauben.

Leider versuchen Menschen auch mittels Beten Trost zu spenden. Beten ist zwar erwiesenermaßen nutzlos, aber Beter kann man trotzdem nicht davon abhalten. Sie scheinen auch immer zu wissen, wo, wann und für wen gebetet werden muss. Ich habe das Prinzip immer noch nicht verstanden, vermute allerdings, dass auf diese Weise noch nie ein Sechser im Lotto geholt wurde. Das ironisch zu verstehende Stoßgebet «Heiliger Sankt Florian, verschon mein Haus, zünd and're an» zeigt zudem, dass man selten nur für das Gute beten kann – die Erfüllung eines Gebets zu meinen Gunsten würde oft dazu führen, dass einem anderen Menschen Leid zugefügt wird. Ich empfinde es daher als zynisch, für andere Menschen zu beten. Damit demonstriert man nur die eigene Hilflosigkeit und die Unfähigkeit, wirklich etwas für einen anderen Menschen zu tun. Stattdessen betet man – glaubt also an das Irrationale, um sein eigenes Gewissen zu beruhigen.

Meme und andere geistige Nahrung

Es kam eine Zeit, in der ich die Wissenschaft als eine Art Zwangsjacke empfand. Es war nämlich kaum möglich, als Wissenschaftler auf einem neuen Fachgebiet zu arbeiten, da man keine finanziellen Mittel erhielt, weil die staatlichen Förderagenturen fanden, man habe auf dem neuen Gebiet keinen «Track Record», und somit sei die Gefahr zu groß, Steuergelder in den Sand zu setzen.

Umso mehr begannen mich in der Freizeit andere Themen zu interessieren, die einen gewissen Bezug zur Immunologie hatten. So etwa der neue Begriff «Mem». Die englische Bezeichnung «meme» wurde 1976 vom Evolutionsbiologen Richard Dawkins eingeführt. Darunter verstand er die kleinstmögliche Form einer Idee. Damit erfand er ein kulturelles Pendant zum biologischen Gen, auf englisch eben «gene». Dieses Kunstwort und das sich dahinter verbergende Prinzip erinnerte mich an das Gen-Rearrangement der Immunglobulin-Gensegmente, von dem ich weiter oben erzählt habe. Ich hatte das Gefühl, es sei eine Brücke zwischen Philosophie und Wissenschaft entstanden.

Die Memtheorie hatte aber ein relativ kurzes Leben, da sie von verschiedenen Seiten kritisiert und sogar angefeindet wurde. Der Grund dafür könnte darin liegen, dass die Theorie im Wesentlichen aus der Naturwissenschaft, nämlich der Evolutionsbiologie, kommt, und somit die Überprüfbarkeit mit wissenschaftlichen Methoden gegeben sein sollte – das ist bei philosophischen oder sozialen Theorien aber nur selten möglich. Es gibt einen Witz, der dies so zusammenfasst: Hätte man den Sozialismus im Tierversuch getestet, wäre diese Staatsform nie eingeführt worden. Der Memtheorie scheint ein ähnliches Schicksal zu blühen, weil daraus ein Insiderwitz unter Menschen im Internet entstand, der rasend schnell verbreitet wird und so viral geht. Viele dieser Witze sind tatsächlich lustig, aber zu mehr Rationalität haben sie leider nicht geführt.

Auf meinem Weg zu einem erwachsenen Gehirn ging es mir natürlich auch um die Frage, wie viel Irrationalität ich im eigenen Leben noch zulassen wollte. Meine Kinder hatten und meine Enkel haben beispielsweise Angst vor Wölfen. Zu einem großen Teil bin ich daran schuld, weil ich einige der Märchen, in denen Wölfe vorkommen, wahrscheinlich allzu anschaulich erzählt habe. Ich bin aber der Meinung, dass Märchen mir als Kind halfen, schon früh zwischen Irrationalität und Rationalität zu unterscheiden. Es war schließlich nicht traumatisch für mich herauszufinden, dass es weder Sankt Nikolaus noch das Christkind gab. Der Christbaum wurde zum schönen Deko-Tannenbaum, Weihnachten zur jährlichen Preisverteilung der Liebe – und weil wir das ganze Jahr über lieb zueinander waren, gab es haufenweise Geschenke im Gedenken an dieses alte keltische Ritual. Und Ostern wurde einfach zum Frühlingsfest, da meine Kinder ohnehin nicht glaubten, dass man drei Tage lang tot sein konnte, um dann mit Löchern in den Händen und Füßen plötzlich davonzufliegen.

Weil wir Menschen bekanntlich lieber in Mustern denken als uns an die Realität zu halten, sind wir natürlich nicht gefeit vor dem Unterhaltungswert von Erwachsenen-Märchen. Solche Geschichten können einem manchmal sogar zu einem klareren

Blick auf die Rationalität verhelfen. Ich zum Beispiel wurde von Patrick Süskinds Roman «Das Parfum» belehrt, wie sehr eine banale Kriminalgeschichte einen verändern kann. Der Roman erzählt vom Leben eines Mörders, der mit einem phänomenalen Geruchssinn, aber ohne jeden Eigengeruch auf die Welt kommt.

Während der Lektüre – sozusagen von Kapitel zu Kapitel – begann ich bewusster zu riechen. Ich erhielt Zugang zu einer neuen Realität, die wohl schon immer da gewesen war, zu der ich aber bis anhin so gut wie keinen bewussten Zugang gehabt hatte. Ähnlich erging es mir mit einem Sachbuch von Bruce M. Hood mit dem Titel «Übernatürlich? Natürlich!». Naturwissenschaftler belächeln Psychologen gern, aber dieser Autor war Professor für Psychologie und Leiter des Bristol Cognitive Development Centre in der Abteilung für Experimentelle Psychologie der Universität Bristol.

Dieses Buch klärte vieles für mich, da Glauben und Wissen oft einen unerklärlichen Gegensatz zu Realität und Transzendenz bilden. Hood führte daher den sechsten Sinn ein, mit dem wir mehr als mit unseren anderen fünf Sinnen erfassen. Unbewusste Wahrnehmungen jenseits von Sehen, Hören, Tasten, Riechen und Schmecken könnten das hirnphysiologische Korrelat im Stirnlappen sein, welches man mittels Magnetresonanztomografie lokalisieren kann.

Selbstverständlich gibt es noch eine ganze Reihe von anderen Büchern, die mich positiv verändert haben, weil ich daraus etwas lernen konnte. Erstaunlicherweise fallen mir allerdings nur wenige Lehrbücher ein. Ganz sicher jedoch zählen die Bibel und andere religiöse Werke *nicht* dazu.

In Anbetracht meiner bevorstehenden Pensionierung überlegte ich mir, welche der Bücher meiner doch recht ansehnlichen Bibliothek aufbewahrt werden sollten, da ich meinen Wohnsitz in einen anderen Kanton verlegen wollte und mehr Wohnraum für mich anstatt für meine Bücher anstrebte. Ich inspizierte meine Bibliothek, um ein paar Bücher nochmals zu lesen – in der Hoffnung herauszufinden, welche davon immer noch so wichtig für mich waren wie damals, als ich sie gekauft hatte. Mir fiel «Der Fänger im Roggen» des amerikanischen Schriftstellers J. D. Salinger in die Hände. Ich las es erneut, und? Ich erschrak, denn ich hatte nicht nur den Inhalt vergessen, sondern auch den Grund, weshalb mir das Buch damals so sehr gefallen hatte. So erging es mir mit vielen anderen der ausgewählten Bücher. Auch sie hatte ich vergessen.

Während ich älter wurde, beschäftigte mich auch lange ein Graffito auf einer Autobahnbrücke: «Nichtwissen macht stark!» Zu jener Zeit wurden Graffiti noch rasch entfernt, wenn sie persönlich beleidigend oder speziell dumm waren. Hier musste ich allerdings jedes Mal aufs Neue die Krönung der Dummheit lesen, wenn ich mit dem Auto unter dieser Brücke durchfuhr. Das Graffito war für mich wie eine Art Symbol für eine neue Zeit, in der meine Mitbürger je länger je mehr Wert auf ihre *Meinung* legten anstatt auf *Wissen*. Da ich ab und zu in der Öffentlichkeit zu sehen war, kommt es oft vor, dass Menschen mich freundlich begrüßen und bemerken, sie seien mit vielem, was ich sagen würde, durchaus einverstanden – aber bei einigem hätten sie eine andere *Meinung*.

Schließlich fand ich Trost bei einem Zitat des Formel-1-Piloten David Coulthard: «Meinungen sind wie Arschlöcher – jeder hat eines.» Dieses Zitat ist politisch unkorrekt – und trifft leider den Nagel auf den Kopf. Es wird Zeit, dass wir Folgendes akzeptieren: Meinungen sind keine Fakten.

Der Verlust des freien Willens

Die Bekanntschaft mit Franz Manfred Wuketits förderte meine geistige Emanzipation. Er war ein österreichischer Biologe, Wissenschaftstheoretiker, Hochschullehrer und Schriftsteller. Seine Arbeitsgebiete waren die Geschichte und Theorie der Biowissenschaften, Evolutionstheorie, evolutionäre Ethik, evolutionäre Erkenntnistheorie und Soziobiologie. Wir waren beide im Beirat der Giordano-Bruno-Stiftung – und Raucher, was uns oft allein draußen vor der Tür zusammenbrachte. Als philosophischer Analphabet nutzte ich die Gelegenheit, Fragen zu stellen. Es ging mir um den freien Willen, weil sich die Kunst, die Philosophie und die Naturwissenschaft schon seit langem damit auseinandersetzen.

Friedrich Wilhelm Nietzsche, der deutsche Philologe und Philosoph, der auch Dichtungen und musikalische Kompositionen schuf, könnte man der Kunst oder der Philosophie zuordnen. Seine Ausführungen waren für mich allerding schwer verständlich und wenig hilfreich. Von Manfred, so wollte Franz M. Wuketits von seinen Freunden genannt werden, erhoffte ich mir eine klarere Auskunft. Und die erhielt ich. Es gäbe keinen freien Willen, da man nur «wollen» könne, was im Angebot sei, sagte er. Für solche prägnanten Kurzzusammenfassungen liebte ich ihn. Tatsächlich hatte ich noch nie etwas gewollt, was nicht im Angebot war, sonst hätte ich wahrscheinlich bereits als Kind ein Smartphone gewollt, wie es heute fast alle Jugendlichen haben.

Am meisten beschäftigten mich allerdings die naturwissenschaftlichen Experimente im Zusammenhang mit dem sogenannten freien Willen. Bereits in den 1960er-Jahren und später dank PET und fMRT wurde es möglich, neuronale Vorgänge, die dem Prozess der Entscheidungsbildung zugeordnet werden können, zumindest grob zu beobachten. Das sogenannte Libet-Experiment belegte, dass die Gehirnaktivität, die dazu führt, einen Finger zu bewegen, etwa 550 Millisekunden vor dem Moment einsetzt, in dem eine Person der Auffassung ist, sich bewusst dafür entschieden zu haben. Dieses Experiment wurde später noch in vielen Variationen durchgeführt und bestätigt.

Die Einsicht, dass unser Gehirn ständig mit uns als Personen seinen Spaß treibt, war ein Faszinosum und zugleich ein Trost für mich. Sie half mir auch zu verstehen, weshalb wir lieber in Mustern denken, als unser Gehirn für logische Schritte zu benutzen. Ein einprägsames Beispiel dafür ist ein Mensch, der im hohen Gras hinter sich ein Rascheln hört, eine Gefahr wittert und deshalb sofort losrennt, anstatt erst eine Kommission zu bilden, um das Rascheln auf rationale Weise zu ergründen. Falls allerdings das Rascheln von einem Frosch verursacht wurde und nicht von einer Giftschlange oder einem Löwen, mag diese überstürzte Flucht wie ein irrationaler Akt anmuten.

Das Muster-«Denken» scheint Vorteile zu haben, auch für die Reaktionsgeschwindigkeit. Es findet sich natürlich auch im Tierreich. Forscher haben beobachtet, dass Affen, die in Gefangenschaft zur Welt kamen und nie einer Schlange begegnet sind, fluchtartig und panisch schreiend auf Bäume und andere erhöhte Plätze flüchten, wenn man ihnen eine Plastikschlange ins Gehege wirft.

Die Auseinandersetzung mit dem Thema des «Freien Willens» half mir, viele meiner eigenen Unzulänglichkeiten zu verstehen – oder noch besser: zu entschuldigen.

Eine ernsthafte gesellschaftliche Auseinandersetzung mit diesem Thema könnte allerdings dazu führen, dass wir unter anderem unser Rechtssystem wirklich überdenken, das sich immer noch als von den Prinzipien der römischen Justiz inspiriert erweist – und die gründete auf Privatrache und Selbstjustiz.

Kochen als Kunst und Wissenschaft

Einer meine Bubenträume bestand darin, Künstler zu werden. Darüber habe ich allerdings nie mit jemandem gesprochen, weil ich dies als Anmaßung empfunden hätte. Als meine späteren Berufswünsche, etwa Autorennfahrer oder Flugzeugpilot, scheiterten, suchte ich nach einer Möglichkeit, wenigstens kreativ sein zu können, ohne mit Sicherheit am Hungertuch zu nagen. Somit begrub ich meinen Traum von einer Zukunft als Künstler und entschloss mich, zu studieren, weil ich zu jeder Art von Handwerk zu faul gewesen wäre und trotzdem Geld verdienen wollte.

Meine Kinder haben es besser gemacht, vielleicht auch, weil ich nie Druck auf sie ausübte, dass sie eine akademische Laufbahn einschlagen sollten. Ich gab ihnen allerdings den Ratschlag, nur einen Beruf zu wählen, der ihnen auch Spaß macht. Und so wurde meine Tochter eine erfolgreiche Tänzerin und Choreografin, während mein Sohn ein ebenso erfolgreicher Illustrator wurde.

Ich war jedenfalls glücklich, in der Forschung arbeiten zu dürfen. Meine Arbeitstage fühlten sich meistens nicht wie Arbeit an, sondern eher wie ein Hobby, manchmal gar wie ein Spiel. Die Freiheit war allerdings mehr oder weniger begrenzt. Die Kreativität hing stark von den Fördergeldern ab, und das eigene Forschungsgebiet zu verlassen war kaum möglich. Also begann ich zu malen, mit Öl oder Acryl, und baute kleine Skulpturen. Das war eine Art Ausgleich, eine kleine Freiheit, aber keine Tätigkeit, mit der ich außer Haus gehen wollte, etwa so, wie ich später einen Arzt kennen lernte, der abends im Keller mit Lego seine Träume verwirklichte.

Die Kunst holte mich jedoch ein, ohne dass ich mir dessen bewusst wurde. Es fing ganz harmlos an. Nachdem ich aus Amerika zurückgekehrt war, hatte mich ein Freund zum Nachtessen geladen. Ich war ob seiner Kochkünste erstaunt und fragte ihn, wie er dazu gekommen sei, derart gut kochen zu können. Er stand auf und überreichte mir ein Kochbuch von Marianne Kaltenbach, und zwar «Aus Italiens Küchen».

Sollte es wirklich möglich sein, nur anhand eines einzigen Kochbuchs kochen zu lernen? Ich war lange Zeit skeptisch, aber durch die vielen Reisen an Kongresse in zahlreichen Ländern von Europa bis nach Taiwan durfte oder musste ich an vielen Nachtessen teilnehmen, bei denen ich oft nicht wusste, wie diese Gerichte zubereitet wurden oder was für Zutaten überhaupt darin vorkamen.

Die Kochkunst begann mich zu faszinieren, und nachdem ich «Aus Italiens Küchen» gekauft hatte, kochte ich dieses Kochbuch fast ganz durch. Ich wurde zum Autodidakten in der Küche und begann, zwecks Weiterbildung Kochbücher zu lesen und zu sammeln. Mit dem Paul-Bocuse-Standardkochbuch setzte ich mich quasi nochmals auf die Schulbank. Die Kochbücher von Betty Bossi benutzte ich nur noch im Geheimen. Unsere Gäste verwöhnte ich mit Rezepten von Starköchen wie etwa Frédy Girardet – ihn nannte man schließlich den Mozart der Küche.

Zum ersten Mal hatte ich also das Gefühl, Kunst und Wissenschaft zu verbinden. Ich machte mir einen Spaß daraus, Leute zu fragen, warum man Fleisch scharf anbraten soll, so zum Beispiel einen Professor der Pathophysiologie, der selbst auch gern kochte. Er gab die gleiche Antwort wie die anderen Köche und Laien, denen ich dieselbe Frage gestellt hatte. Alle waren sich einig: Fleisch wird heiß angebraten, damit sich die Poren schließen. Ich bat also den Pathophysiologen, mir doch bitte am Mikroskop die Poren im Fleisch zu zeigen. Er musste lachen und staunte, dass sogar er einem derartigen Irrtum erlegen war, nur weil es gängiger Volksglaube ist.

Es gibt inzwischen zahlreiche Bücher über die häufigsten Irrtümer, denen wir erliegen, weil wir glauben, statt unser Hirn zu gebrauchen. Jahrelang habe ich darunter gelitten, dass meine Mutter immer behauptete, aller guten Dinge seien drei, wenn mir mal wieder ein Missgeschick passierte. Es dauerte sehr lange, bis ich begriff, dass es in der Natur keine Dreier-Regel gibt.

Im Gegensatz zur Wissenschaft, wo ich überzeugt bin, dass jede gelöste Frage zu neuen Fragen führt, war ich aber nicht sicher, ob nicht bereits alle denkbaren Rezepte erdacht und gekocht worden sind. Allein, was italienische Frauen in den letzten 2'000 Jahren in der Küche vollbracht haben, übersteigt mein Vorstellungsvermögen, und ich frage mich, welche Rezepte überhaupt noch erfunden werden könnten, die nicht bereits auf Hunderten von Tellern serviert wurden.

Für eine weitere Erleuchtung hinsichtlich des Zusammenspiels von Kunst und Wissenschaft sorgte Harold McGee, ein amerikanischer Buchautor, der sich mit den Methoden und der Geschichte des Kochens auseinandergesetzt hat. Er benutzt den wissenschaftlichen Jargon, und ich musste keine neue Sprache lernen mit Worten wie «blanchieren, «sautieren», «überwallen»,

«Bain-Marie» usw. Dank ihm verstehe ich nun die Wissenschaft hinter einer Mayonnaise oder warum man Fleisch anbraten kann, aber nicht muss.

Und meine Frage, ob man überhaupt noch neue Rezepte erfinden könnte, hatte sich bald von selbst erledigt, als die Molekularküche aufkam. Ferran Adrià als prominenter Vertreter dieser Küche führte in seinem Restaurant El Bulli die moderne Kochkunst zu neuen Sphären. Er benutzte nicht nur wissenschaftliche Geräte in seiner Küche, sondern auch seine Gäste bekamen solche überreicht – etwa gefüllte Einwegpipetten, um besondere Essenzen goutieren zu können.

Die Gentechnik birgt übrigens die Möglichkeit in sich, die Kochkunst noch weiter zu bringen. Da Unwissen und Schöpfungsglaube aber bis heute eine derartige Entwicklung verhindert haben, überlegte ich, wie ich vielleicht selbst Kochkunst und Wissenschaft vereinen könnte. Eine meiner ehemaligen Studentinnen, die in der Zwischenzeit in der Wissenschaftskommunikation arbeitete, riet mir, ein Kochbuch zu schreiben. Meine Familie half mir, eine Liste von Menüs zusammenzustellen, die ihnen besonders gut schmeckten. Jedem Rezept fügte ich einen Text hinzu, sozusagen «nice to know» im Zusammenhang mit der Gentechnik, und der Titel des Kochbuchs lautete «Gene an die Gabel». Es war wahrscheinlich das erste Gen-Kochbuch weltweit, geschrieben in der Schweiz, in einem Land, das damals noch gar keine genetisch veränderten Produkte in den Regalen hatte.

Der Erfolg des Kochbuchs ärgerte und freute mich zugleich. Er ärgerte mich, weil ich zu meinen wissenschaftlichen Publikationen nie derart viele Rückmeldungen erhalten hatte wie zu diesem Kochbuch. Und er freute mich, weil ich unter anderem hörte, dass in manchen Familien bestimmte Rezepte aus diesem Buch zu Sonntagsrezepten wurden. Sie waren allerdings nicht neu, sondern – so wie das bei den meisten Kochbüchern der Fall ist – Variationen von bereits bestehenden Rezepten, in der Hoffnung, damit ein kleines Original zu schaffen. Am meisten freute mich natürlich ein Anruf von Marianne Kaltenbach. Ich hatte ihr in meinem Kochbuch gedankt, weil ich ihr Rezept «Manzo alla California» verwendet hatte. Frau Kaltenbach ärgerte sich nämlich, weil ich für dieses Rezept anstelle von normalem Essig italienischen Balsamico vorschrieb. Sie habe es ausprobiert, und mit Balsamico schmecke der Braten tatsächlich viel besser. Zum Dank erhielt ich später immer ein Exemplar, wenn sie ein neues Kochbuch herausgegeben hatte.

In der Wissenschaft spielt der Begriff Serendipität (englisch: serendipity) eine wichtige Rolle. Damit meint man eine zufällige Beobachtung von etwas, was man gar nicht gesucht hat, was sich aber als neue und überraschende Entdeckung erweist. Die Entdeckung von Penicillin oder auch von Amerika könnte man als so etwas bezeichnen. Die Freude am Kochen blieb bis heute erhalten, weil Serendipität dabei viel häufiger auftritt als in der Wissenschaft.

Bremsen oder Gas geben?

Ein ständiger Zwiespalt bestand zwischen mir und meinem Gehirn bezüglich der Frage, wieviel Irrationalität ich in meinem Leben tolerieren sollte. Da dieses Thema schließlich nicht nur mein Problem ist, habe ich während meiner Zeit als Postdoktorand in den USA öfters Kollegen gefragt, ob sie Coca-Cola von Pepsi unterscheiden könnten. Fast alle waren fest davon überzeugt, dass sie dies problemlos tun können – schließlich ist dies eine Überzeugung, die sich viele Amerikaner bereits in der Jugend zurechtgeschmiedet haben. Fast alle waren bereit, in einer Blind-Degustation je drei Gläser mit der einen und anderen Cola zu trinken. Und siehe da: Ich fand zwar niemanden, der die beiden Cola-Sorten unterscheiden konnte, aber ich verärgerte viele Kollegen, die es nicht mochten, erkennen zu müssen, dass ihr Glaube stärker war als ihr Verstand.

Ich bewundere Sommeliers, die Weine nicht nur nach Namen, Rebsorte und Herkunft, sondern auch nach Jahrgang unterscheiden können. An einem wissenschaftlichen Kongress in Frankreich fand zur Aufheiterung und Unterhaltung nach dem Abendessen ein Besuch im Weinkeller statt. Ein Sommelier kredenzte Weißweine, die man verkosten konnte. Ich verachtete damals Weißwein, liebte aber Rotwein, weshalb ich lieber zwischen den langen Gestellen dahinschlenderte, um die gelagerten Rotweine zu bestaunen. Der Sommelier war offensichtlich beleidigt, dass ich als Einziger seinen Ausführungen nicht folgte und dazu noch im Hintergrund herumlief.

Er bat mich also nach vorn und ich erwiderte, dass ich kommen werde, sobald die Rotweine dran seien. Nein, er wollte, dass ich sogleich an den Degustationstisch kam und bat eine Dame, mir mit ihrem Schal die Augen zu verbinden. Dann erklärte er mir, dass vor mir sechs Gläser stünden – drei Rot- und drei Weißweine. Ich solle der Reihe nach trinken und am Schluss bekanntgeben, welche drei rot und welche drei weiß seien. Ich tat wie geheißen und fand das sehr einfach. Man nahm mir den Schal ab, und die Umstehenden begannen zu kichern: Es standen bloß sechs Weißweingläser vor mir.

Natürlich schämte ich mich, sogar vor mir selbst. Ich nahm mir vor, von jetzt an auch wieder ab und zu einen Weißwein zu versuchen. Und ich fragte mich, wie viel Glaube und Unvernunft wohl auch in mir selbst wohnen könnten.

Den Glauben an Götter oder übernatürliche Phänomene habe ich, so denke ich, abgelegt. Aber es gibt andere Glaubensformen, die mich immer noch verfolgen und von denen ich nicht weiß, ob ich sie ablegen soll. Zum Beispiel gibt es ein bestimmtes Mineralwasser, das ich allen anderen vorziehe. Ähnlich erging es Jeffrey Steingarten, einem Food-Kolumnisten von Vogue. Im Buch «The Man Who Ate Everything», auf Deutsch «Der Mann, der alles aß», macht er sich lustig über den Trend, dass sogar Mineralwasser so kredenzt wird wie von einem Mineralwasser-Sommelier in einem Feinschmeckerlokal.

Steingarten kaufte also alle möglichen Mineralwässer, die auf ihren Etiketten die genaue Mineralienzusammensetzung aufführten. Da er die verschiedenen Mineralwasser-Marken kopieren wollte, besuchte er eine Feinchemikalienfirma und bestellte destilliertes Wasser. Dazu händigte er seine Liste mit den nötigen Mineralien aus. Der Verkäufer erbleichte, schüttelte den Kopf und meinte, dass der größte Teil der Mineralien entweder giftig oder zu gefährlich sei und nur mit einer schriftlichen Bewilligung und auf Vorbestellung ausgeliefert werden könne. Steingarten ließ jedoch nicht locker und konnte schließlich auf verschiedenen Wegen das Nötige beschaffen.

Das Resultat war allerdings ernüchternd – einerseits, weil er verschiedene Rezepturen selber gar nicht unterscheiden konnte, und andererseits, weil einige Wässer ganz anders schmeckten als das Original. Mit Steingarten hatte ich wenigstens einen Verbündeten im Geiste gefunden, aber das Ganze machte mich trotzdem etwas demütiger. Von nun an behauptete ich bloß noch, dass ich verschiedene Whisky-Marken unterscheiden könne. Ich weiß zwar, dass auch dies nicht stimmt, aber es gibt mir ein gutes Gefühl, daran zu glauben, kompetent zu sein.

Ich habe jedoch einen Weg gefunden, unwichtige und nicht religiöse Glaubensformen in meinem Leben zu belassen. Ich trage wieder Markenmode, mache mich aber deshalb über mich selbst lustig, damit ist es erträglich geworden. Auch wenn ein Teil meiner Familie oder Freunde die Wahl meiner Autos nicht versteht oder nicht billigt, bleibe ich dabei, weil mir diese Autos Spaß machen. Mit anderen Worten: Ich habe mich damit abgefunden, gewisse Formen von Glauben, also Unvernunft, in meinem Leben zu belassen, solange dieser Glaube anderen Menschen nicht schadet.

Im bereits zitierten Buch von Bruce M. Hood – «Übernatürlich? Natürlich!» – wird eine ganze Reihe von solchen speziellen Formen des Aberglaubens aufgeführt. Anlässlich seiner öffentlichen Vorträge hielt er manchmal auch eine Strickjacke hoch und fragte, wem er diese schenken dürfe. Immer wurden mehrere Hände gehoben. Wenn er dann aber wie nebenbei erwähnte, dass die Jacke Fred West, einem Massenmörder, gehört habe, sanken sämtliche Hände wieder herab. Seine Erklärung dazu: Wir sehen auch bei Gegenständen spirituelle Bezüge, die mit Sicherheit nicht vorhanden sind. So ist es beispielsweise auch sehr schwer, ein Haus zu vermieten, in dem es einen Mord gegeben hat.

Alternativmedizin und Irrationalität

Ein ehemaliger Postdoktorand meiner Forschungsgruppe lud mich zu einer Vortragsreihe nach Taiwan ein. Er zeigte mir einige der kulturellen Errungenschaften dieser Insel. Die Taiwanesische Küche hinterließ bei mir allerdings einen zwiespältigen Eindruck, da man mir das Menü «The Tiger and the Dragon» empfohlen hatte, das sich nach dem Essen tatsächlich als Katzen- und Schlangenfleisch entpuppte. Als die Mahlzeit noch aus «Tiger» und «Drache» bestanden hatte, hatte es mir gar nicht schlecht geschmeckt. Als ich aber wusste, was ich da eigentlich gegessen hatte, empfand ich meine Gefühle zwar als befremdlich, aber nicht unlogisch.

Am anderen Tag gingen wir ins Nationalmuseum, und ich staunte nicht schlecht, als mein Kollege die Inschrift auf einer Keramikscherbe zu lesen begann, die aus einer Zeit stammte, die wir in Europa als Bronzezeit bezeichnen.

Meine Hochachtung für diese Kultur begann jedoch wieder etwas zu schwinden, als wir später auf einen Markt für Alternativmedizin gingen. Mein taiwanesischer Freund wollte, dass ich mir das ansah. Obwohl er an einer Universität arbeitete und obwohl er ein Vertreter der westlichen Medizin war, musste er sich trotzdem fast täglich mit der chinesischen Alternativmedizin auseinandersetzen. Es war ihm peinlich, aber er wollte meine Meinung dazu wissen.

Ich war belustigt über die grafischen Details, mit denen zum Beispiel Medikamente gegen Hämorrhoiden angepriesen wurden. Am Verkaufstand hingen tatsächlich etwa 20 großformatige Fotos von Aftern mit verschieden stark ausgeprägten Hämorrhoiden. Am nächsten Stand holte der Verkäufer eine Schlange aus einem Korb, knüpfte sie lebend mit einer Schnur an einen Pfosten und schlitzte sie von unten nach oben mit einem Messer auf, um danach die Galle herauszuschneiden. Die Galle wurde sorgfältig in ein Glas mit chinesischem Wein getröpfelt. Mir wurde erklärt, dass dies ein ausgezeichnetes Potenzmittel sei. Ein Kunde trank das Glas in einem Zug aus und lächelte zufrieden.

Ich fragte meinen Kollegen, was das für Leute seien, die an solche «Medikamente» glaubten. Es seien Leute aus allen Gesellschaftsschichten, antwortete er bedauernd. Ich konnte ihn ein bisschen trösten, indem ich ihm erklärte, dass dies bei uns in Europa ganz ähnlich sei: Auch bei uns gäbe es viele gebildete Menschen, die an derartigen Voodoo glaubten.

Zugegeben, es gibt in der Alternativmedizin auch Grenzgebiete, über die ich mich weniger lustig mache. Etwa die Phytotherapie, weil dadurch einige Male echte Medikamente entdeckt wurden, etwa Aspirin. Salicin wurde aus der Rinde von Weiden isoliert und so benannt, abgeleitet von dem lateinischen Wort *salix* (die Weide). Salicin wird in der Leber oxidativ zu Salicylsäure umgewandelt, auch unter dem Namen Spirsäure bekannt, woher der Markenname Aspirin stammt.

Einmal, als wir unseren Hausschlüssel verlegt hatten, suchte ich überall, sogar in der Handtasche meiner Frau, was ich sonst nie tun würde. Zu meinem Entsetzen entdeckte ich darin Notfalltropfen. Meine Frau wehrte sich sogleich. Sie habe das Fläschchen von einer lieben Freundin erhalten, mit der Begründung, ich sei sicher als Ehemann nicht immer einfach zu ertragen. Die Tropfen könnten im Notfall helfen. Diese Art von

Nächstenliebe kombiniert mit Alternativmedizin wird heute sogar bei Großverteilern neben der Zahnpasta angeboten. Meine Frau versicherte mir, dass sie die Tropfen nicht verwendet, das Fläschchen eigentlich schon vergessen habe und es jetzt sofort wegwerfen werde. Der Hausfrieden war wiederhergestellt – Alternativmedizin kommt eben in den besten Familien vor …

Ich begann, mich in meinen Kolumnen gegen die Alternativmedizin zu wehren. So etwa in der NZZ am Sonntag vom 6. März 2005 zu den Notfalltropfen: «Falls Sie beim Lesen dieser Zeilen zu Ihren Bachblüten-Notfalltropfen greifen mussten, haben Sie zumindest etwas Alkohol abgekriegt. Die Blümchen-Wirkstoffdosis ist zwar nicht weniger als nichts wie bei den homöopathischen Wässerchen, die Herstellung produziert trotzdem nur knapp verunreinigtes Wasser. Werden doch frühmorgens die Blüten auf die Oberfläche von reinem Quellwasser gelegt und nur leicht mit dem Stiel einer Pflanze während dreier Stunden gerührt. Das Wasser darf dann zur Hälfte mit Cognac verdünnt werden – fertig ist der Zauber.»

Bei anderen Formen der Alternativmedizin, etwa der Homöopathie, hörte allerdings mein Humor auf. In der gleichen Kolumne mit dem Titel «Die geistige Verunreinigung in der Alternativmedizin» schrieb ich weiter: «Ganz anders bei der Homöopathie. Sie hält sich nun schon seit zweihundert Jahren, obwohl es keine einzige wissenschaftliche Doppelblindstudie gibt, welche ihre Wirkung belegen könnte. Die Homöopathie ist das Paradebeispiel für die geistige Verunreinigung, um die es mir geht. Selbst Homöopathen gestehen heute ein, dass ihre Globuli und Wässerchen kein einziges Molekül der beigefügten Substanz mehr enthalten. Es ist höchstens noch eine geistige Verunreinigung in den Präparaten vorhanden. Diese Potenz scheint zu einer Verunreinigung des Geistes bei jenen zu führen, die kritiklos solche Präparate konsumieren.»

Nachdem ich nun jahrelang gegen die Homöopathie angeschrieben habe, ist mir das Thema fast verleidet, weil man Gläubige zumeist nicht dazu bringen kann, ihr Gehirn einzusetzen. Schließlich habe ich sogar versucht, Homöopathie-Gläubige via Geruch oder Geschmack dazu zu bringen, mehr über die eingenommenen Präparate nachzudenken. Ein Beispiel war *Excrementum caninum*, ein homöopathisches «Medikament». Dieser Ausgangsstoff der Homöopathen bedeutet übersetzt nichts anderes als Hundesch …

Vince Ebert, Kabarettist und Physiker, hat es auf den Punkt gebracht: «Homöopathie ist so ähnlich, wie wenn ich in Würzburg einen Autoschlüssel in den Main werfe und dann in Frankfurt versuche, mit dem Mainwasser das Fahrzeug zu starten.»

Es freute mich sehr, als 2016 mit der Freiburger Erklärung zur Homöopathie das Informationsnetzwerk Homöopathie gegründet wurde. Dieses Netzwerk ist ein themenbezogener freier Zusammenschluss von über 60 Experten unterschiedlicher fachlicher Ausrichtung, Biografie und Weltanschauung. Sie alle vereint die Absicht, ein Gegengewicht zu den massiven Fehlinformationen bezüglich der Homöopathie in der Öffentlichkeit mit sachlicher und fundierter Aufklärung zu schaffen. Endlich kamen Stimmen aus der Medizin und Wissenschaft auf dem Internet zu Wort.

Für mich ein Hoffnungsschimmer, dass die Rationalität vielleicht doch einmal gegen Esoterik und Wunderglauben siegen wird.

Professoraler Kampf wider die Irrationalität

Einem Universitätsdozenten wird oft vorgeworfen, er säße in einem Elfenbeinturm. Ich hingegen hatte mir von diesem Ort eher versprochen, dass er ein Turm der Rationalität sein würde. Es sollte portionsweise anders kommen.

Während der Pausengespräche mit Medizinstudenten der ersten zwei Semester musste ich zum Beispiel mit Schrecken feststellen, dass manche von ihnen in diesen jungen Jahren noch echte Impfgegner oder Homöopathiegläubige waren. Ich konterte dann zumeist wie folgt: dass ein Vorteil der Homöopathie darin bestünde, dass man an einem Nachmittag in einem Brockenhaus die gesamte Praxisausrüstung kaufen könne. Mit Erleichterung durfte ich allerdings feststellen, dass die Anzahl der Anhänger dieses Glaubens mit jedem höheren Semester abnahm. Es war ein kleiner Trost, dass Bildung zu mehr Rationalität führen konnte.

Als Leiter der Prüfungen Clinical Skills erlebte ich einen weiteren Schock, der mir bis heute fest im Gedächtnis hängen blieb: Bei dieser Prüfung geht es auch darum, dass Medizinstudenten schon mal auf die Klinik vorbereitet werden, bevor sie eine klinische Ausbildung durchlaufen. Jeder Student musste also mehrere Positionen durchlaufen, an denen jeweils ein Patient sein Problem beschrieb. Die Patienten waren allerdings Schauspieler, sodass alle Studenten und Studentinnen die gleichen Bedingungen hatten. Und sie hatten alle das Recht, ein Gespräch und Einsicht in die Prüfungsdokumente beim Prüfungsleiter zu verlangen, falls die Prüfung nicht bestanden wurde.

So kam es, dass eine Studentin – ohne anzuklopfen – abrupt die Tür meines Büros aufriss und sich auf einen Stuhl plumpsen ließ. Nachdem ich erfahren hatte, dass dies ein Gespräch über ihre Prüfung werden sollte, öffnete ich ihre Prüfungsunterlagen. Der Fall war rasch klar. Ich erklärte ihr, dass sie rein fachlich knapp bestanden hätte, dass aber sowohl die Patienten als auch der jeweilige Prüfungsexperte ihr unprofessionelles Verhalten bemängelten. Sie wurde wütend, als ich meinerseits zusammenfassend erklärte, dass sie anscheinend knapp genügend Fachkenntnisse habe, aber zu wenig Kinderstube.

Ich versuchte, sie zu beschwichtigen, in dem ich sie aufforderte, mir doch bitte ein paar Ratschläge zu geben, wie diese Prüfung verbessert, oder ganz allgemein, was zur Vorbereitung dazu in den Vorlesungen verbessert werden könnte. Sie brauste noch mehr auf und erklärte, dass es zu wenige religiöse Inhalte im Vorlesungsstoff gäbe. Darauf fragte ich sie in liebenswürdigem Ton, ob sie allen Ernstes lernen wolle, wie man Frauen steinigt. Mit bösem Blick stand sie ruckartig auf und rannte wieder aus meinem Büro.

Eine halbe Stunde später rief mich der Dekan an und fragte mit vorwurfsvoller Stimme, was ich wieder angestellt habe? Überhaupt, so wie es aussehe, habe er den Fall bereits an den Ombudsmann der Fakultät weitergeleitet. Da ich mit meinem Dekan bereits einige Auseinandersetzungen gehabt hatte, weil es ihm als religiösem Menschen nicht passte, dass ich mich mehrmals öffentlich religionskritisch geäußert hatte, war unser Gespräch sehr kurz.

Eine weitere halbe Stunde später rief mich der laut lachende Ombudsmann an. Ihm wiederum hatte meine Zusammenfassung des Prüfungsgesprächs sehr gefallen – die Untersuchung verlief dann im Sand.

Die Forschung macht Fehler, ist aber immer bemüht, aus diesen Fehlern zu lernen. Als Dozent möchte man nur wenige Fehler machen und möglichst keinen Unsinn in den Vorlesungen erzählen. Manchmal überholt einen allerdings die Realität.

1990 wurde das Humangenom-Projekt gestartet. Damals war ich fest davon überzeugt, dass es sicher mehr als 20 Jahre dauern würde, bis man das menschliche Genom sequenziert hätte. Und das hatte ich auch mehrmals an Vorlesungen behauptet. Aber schon im Februar 2001 wurde die Sequenzierung des menschlichen Genoms verkündet, und das war mir eine Lehre. Ich hatte meine Prognose auf der Grundlage der Möglichkeiten der damaligen Technologien bei der Sequenzierung gestellt, aber nicht damit gerechnet, dass neue Technologien, welche die Sequenzierung vereinfachten und beschleunigten, derart rasch auftauchen würden. Seither gebe ich mir mehr Mühe und hoffe, dass ich nie mehr versucht sein werde, in eine Kristallkugel zu schauen.

An einer Fakultätssitzung saß ein Kollege neben mir, der eine Phiten-Halskette trug. Auf der Webpage von Phiten steht: «Der Körper ist ein Wunderwerk, in dem zahlreiche energetische Prozesse ablaufen, zusammenwirken, sich gegenseitig erzeugen und regulieren. Phiten hat eine Vielzahl von Produkten entwickelt, die unser inneres Gleichgewicht fördern und so unsere Lebensqualität steigern.» Wer noch mehr Text braucht, um herauszufinden, was Phiten ist, kann das Stichwort selbst bei Google eingeben. Mir hat es gereicht. Ich habe sehr viele Berufungsverfahren mitverfolgt und feststellen müssen, dass bei keinem zukünftigen Professor je die Frage gestellt wurde, ob er an das Irrationale glaube. Solange wir religiöse Hochschuldozenten und Forscher haben, kann man wahrscheinlich von einem

Dozenten nicht verlangen, dass er sich an die Rationalität hält. Auch wenn es auf diesem Planeten doch eigentlich nur mit rechten Dingen zugeht.

Nicht alle Alternativmediziner in der Fakultät waren Esoteriker, aber keinen von diesen zum Teil durchaus liebenswerten Kollegen würde ich als Forscher bezeichnen. Also musste ich sogar in der Fakultät über meinen Schatten springen und damit leben, dass man nicht alle Professuren über den gleichen Leisten schlagen konnte.

Esoterik und Religiosität liegen nahe beisammen. Zu welchen Konflikten dies führen kann, wurde der medizinischen Fakultät klar, als ein Zeuge Jehovas aus religiösen Gründen seiner bewusstlosen Tochter eine Bluttransfusion verweigerte: Gemäß der Bibel sei Blut etwas Heiliges, mit dem umzugehen Gott vorbehalten sei. Die Lösung, die das Universitätsspital fand, erstaunte mich zutiefst: Es fanden sich Ärzte, die lieber den Eid des Hippokrates brachen, als den Glauben einer Sekte zu übergehen. Ein freiwilliges Team von Ärzten wollte von nun an immer bereitstehen, falls es nochmals zu einer ähnlichen Situation käme. Ist das nun unmoralisch, falsch verstandene Nächstenliebe oder ganz einfach eine Fehlleistung des Gehirns?

Gegen Ende meiner Laufbahn bekam die medizinische Fakultät offiziellen Besuch des Rektors. Es ging darum, die neue Strategie der Universität Bern zu erklären. Unsere Fakultätssitzungen waren meistens sehr langweilig. Diesmal kam es anders. Noch heute bin ich froh über meinen damaligen Geistesblitz. Ich fragte den Dekan nämlich, ob zu einer Volluniversität auch eine theologische Fakultät gehöre. Ich würde dies tatsächlich anzweifeln, da die Theologie weder Philosophie noch Kunst und schon gar nicht Wissenschaft sei. Da die Universität an allen Ecken sparen müsse, wäre es doch vernünftig, die Evangelische Theologie von der Universität Bern auszuschließen. Der religiöse Rektor lachte und bemerkte, die Fakultät sei sich ja gewohnt, dass der Herr Stadler ab und zu humorvolle Beiträge liefere. Ich verlangte hingegen, dass die Fakultät meine Ausführungen als offiziellen Antrag annehmen sollte, über den abgestimmt werden musste.

Ich bin kein fleißiger Leser von Protokollen, aber an der nächsten Fakultätssitzung konsultierte ich das Protokoll der vorangegangenen. Und da stand: «Antrag Professor Stadler zur Abschaffung der Theologischen Fakultät an der Universität Bern ...» Kurz, ich war der Einzige, der für meinen Antrag gestimmt hatte. Die Fakultät lehnte den Antrag geschlossen ab. Ich konnte es mir daraufhin nicht verkneifen, unter «Varia» die Bemerkung zu machen, dass ein Medizinhistoriker aus der Zukunft – sollte ihm dieses Protokoll in die Hände fallen – wohl denken würde, dass damals Stadler das einzige vernünftige Mitglied der Fakultät gewesen sei. Aber ich hatte nur wenige Lacher auf meiner Seite ...

Parallelrealitäten

Es brauchte einige Zeit, bis ich mich damit abfand, dass es verschiedene Realitäten gibt, die sich scheinbar derart voneinander unterscheiden, dass es so aussieht, als würden sie sich sogar gegenseitig ausschließen.

Mit solchen Parallelrealitäten musste ich mich zum Beispiel auseinandersetzen, weil ich im Nebenamt Mitglied der Kommission für Technologie und Innovation (KTI) des Bundes war. Ich fungierte als einer der Vizepräsidenten und leitete den Bereich Live Sciences dieser nationalen Förderagentur. Der schweizerische Nationalfonds fördert Grundlagen- und etwas angewandte Forschung, während die KTI Forschungsprojekte unterstützt, falls ein Partner aus der Industrie mitmacht.

Das war für mich eine sehr interessante Tätigkeit, insbesondere weil hier zwei Welten aufeinanderprallten. Die Forscher wollten oft weiterforschen und liebäugelten insgeheim damit, dass ein Produkt entstand, bei dem sie mitverdienen würden. Dem Partner aus der Industrie gefiel dies meistens nicht, weil eine frühzeitige Publikation es verunmöglichte, dass ein Produkt patentiert wurde. Für die Experten des KTI war es allerdings eine Freude zu erleben, dass die erfolgreichen Projekte auf gegenseitigen Rechten beruhten. Aus einander widersprechenden Realitäten entstand eine gemeinsame Realität.

Für mich war es anregend, dabei mithelfen zu dürfen, wenn junge Menschen Startups gründeten. Ein paar Jahre früher hatte ich mich noch für die Akzeptanz der Gentechnologie eingesetzt, und nun durfte ich miterleben, wie junge Forscher erfolgreiche Geschäftsleute wurden. Ihre Eltern hatten möglicherweise noch der damaligen Genschutz-Initiative zugestimmt, um die Gentechnologie in der Schweiz zu verhindern. So schnell änderte sich der Zeitgeist – und für einmal war dafür die Realität verantwortlich.

Selbstverständlich waren die vielen neuartigen Medikamente, die dank Gentechnik entwickelt wurden, längst ein wichtiger Bestandteil meiner Vorlesungen für die Medizinstudenten. Die Akzeptanz der Roten Gentechnologie, wie man die Gentechnik in der Medizin nannte, kam aber auch für meine Familie und mich zum richtigen Zeitpunkt. Ein Jahr nach meiner Emeritierung wurde bei meinem Sohn ein B-Zell-Lymphom diagnostiziert. Nach der Chemotherapie stellte sich leider schon bald ein Rezidiv ein. Danach wurde noch ein zweiter Anlauf mit einer Stammzelltherapie unternommen. Dank der genetischen Übereinstimmung konnten die nötigen Zellen dazu von seiner Schwester genommen werden. Leider tauchte wieder ein Rezidiv auf, worauf meine ehemaligen Kollegen auf die alte Therapie des Bestrahlens zurückgriffen und zugleich in den USA einen neuartigen Antikörper für die Therapie ausfindig machten. Mein Sohn wäre mehrmals nicht nur wegen dem Krebs, sondern auch wegen den Nebenwirkungen der Medikamente beinahe gestorben. Nach fünf Jahren stand fest: Er hatte den Krebs besiegt. Wir waren alle überglücklich, und ich finde, dass wenigstens mein damaliger Einsatz für unsere Familie etwas gebracht hat.

Ich erwähne diese persönliche Leidensgeschichte hier, weil ich während meinen Vorlesungen den Studenten immer sagte, dass diese Art von gentechnisch hergestellten Medikamenten erst zur Verfügung stehen würde, nachdem sie ihr Staatsexamen abgelegt hätten. So kam es auch, aber ich bedaure, dass ich damals so gar keine Ahnung hatte, welche Nebenwirkungen diese neuen Medikamente verursachen können.

Meine Tochter erhielt ein Zytokin – dessen Entdecker ich gut kannte –, um die Stammzellproduktion anzuregen. Ein paar Zimmer weiter lag mein Sohn, dessen spezifisches Immunsystem völlig ausgelöscht worden war, damit sein Körper die fremden Stammzellen seiner Schwester nicht abstoßen konnte. Während mein Sohn auf diese Zellen wartete und kaum ansprechbar war, gingen mir Namen und Gesichter von ehemaligen Kollegen durch den Kopf, welche diese Therapie möglich gemacht hatten. Mein Gehirn war in einer Grenzsituation, und das Wissen um die Wirkprinzipien dieser Medikamente vermittelte mir Hoffnung – aber keinen Trost.

Aber die Kompetenz der behandelnden Ärzte gab etwas Trost, die eines der jungen Ärzte im Besonderen. Er hatte ein längeres Praktikum bei mir im Labor absolviert, weil er eigentlich in der Forschung tätig sein wollte. Ich hatte ihm abgeraten, da ich der Meinung war, ihm fehle das Feuer, um die jahrelange Frustration in der Forschung zu ertragen. Ich empfahl ihm, lieber in eine Klinik zu gehen, weil er einer der empathischsten Menschen war, die ich kannte, und ich fand, dass er für die Patienten ein Glücksfall war.

Überhaupt beeindruckte mich, wie die behandelnden Ärzte, im speziellen die Onkologen, mit dem Wissen umgingen, dass die todkranken Patienten lieber keine Diagnosen, sondern Hoffnung wollten. Die Ärzte hingegen wollten keine falschen Hoffnungen wecken oder gar gezwungen werden, in Glaskugeln zu schauen. Mein Sohn litt stark darunter, weil er nicht nur von mir, sondern auch von einem Arzt Trost und Hoffnung erwartete. Sein Onkologe ihm half ein wenig, indem er sagte, er sei sein Sparringspartner und gehe mit ihm so weit, wie er wolle. Von großer Hochachtung erfüllt, begann ich zu begreifen, dass Onkologen, die täglich mehrere krebskranke und oft todgeweihte Patienten behandeln, einen Weg finden müssen, um der Vernunft, also ihrem Gehirn, den Vortritt zu lassen. So viel Leid kann wahrscheinlich niemand verkraften.

Der leitende Arzt der Hämatologie, welcher die Stammzelltherapie durchführte, machte ein Ausnahme, fand hingegen den richtigen rationalen Ton. Er sagte zu meinem Sohn, als er wieder einmal etwas zu den Erfolgsaussichten der Therapie hören wollte: «Herr Stadler, wir führen diese Therapie durch, weil wir wollen, dass Sie danach wieder eine normale Lebenserwartung haben.» Dieser Satz hat meinen Sohn sehr geholfen. Was mir wiederum sehr half, war die Tatsache, dass niemanden an seinem Bett betete und auch niemand versuchte, parallel zur Therapie alternative Wässerchen oder Kügelchen zu verabreichen.

Diese tragische und schwere Zeit für mich und meine Familie im Kampf gegen den Krebs brachte mir wenigstens die Gewissheit, den richtigen Beruf gewählt zu haben. Die Idee, Künstler zu werden, hatte ich schon lange abgehakt, weil mir der Mut zur sozialen Unsicherheit fehlte. Alle anderen ehemaligen Berufswünsche hatten sich in der Zwischenzeit aus rationalen Gründen erledigt. Die längste Zeit meiner Berufslaufbahn verbrachte ich an einem Spital. Da überlegt man sich schon manchmal, ob es nicht einfacher gewesen wäre, Medizin statt Molekularbiologie zu studieren. Ich hatte mich ja nicht für oder gegen ein Medizinstudium entscheiden müssen, da meine Frau arbeiten ging und ich dadurch den Weg wählen konnte, der mir mehr Spaß versprach. Da mir die Fähigkeit fehlte, etwas auswendig zu lernen, war mir das Medizinstudium allerdings als schwieriger erschienen.

Die Gewissheit, eben doch den richtigen Beruf ergriffen zu haben, erlangte ich jedoch erst durch diese schreckliche Zeit mit meinem Sohn. Dies wiederum gibt mir bis heute zu denken: Warum bieten traumatische Erlebnisse unserem Gehirn oft stärkere Argumente als die Rationalität?

Eine andere Erfahrung, obwohl nicht traumatisch, gab mir ebenfalls zu denken, weil die Biotechnologie-Blase natürlich auch eine Kehrseite hatte. Die multinationalen Pharmariesen verleibten sich die erfolgreichsten Startups zu horrenden Preisen ein, und einige meiner Kollegen wurden über Nacht steinreich – so etwa eine gute Bekannte, die bei Genentech arbeitete. Ich besuchte die Firma, und sie holte mich in einem Mercedes ab, dessen Kühlerstern sie hatte vergolden lassen.

Als ich lachen musste, meinte sie, dass der Blick auf den goldenen Stern eine Vergütung sei für den jahrelang gezahlten Hungerlohn bei Genentech. Die jeweiligen Optionen an der Firma, die sie zur Kompensation erhalten hatte, wurden von ihr achtlos in eine Kartonschachtel unter ihrem Bett geworfen – schließlich hatten sie damals fast keinen Wert. Als aber 2009 Hoffmann La Roche Genentech für fast 50 Milliarden US-Dollar übernahm, sei sie fast in Ohnmacht gefallen, als sie die Optionen in ihrem Karton nachzählte.

Ich will die medizinischen Durchbrüche dank der Gentechnik nicht schmälern. Die Umsätze, die derzeit mit biotechnologisch hergestellten Medikamenten erreicht werden, sind jedoch schwindelerregend, und es herrscht eine Art Goldgräberstimmung. Betrachtet man die Pipeline von weiteren Produkten, die auf den Markt zukommen werden, ist das zwar für die Therapie erfreulich, für unser Gesundheitssystem jedoch ein kaum lösbares Problem. Denn die Preise für diese Produkte sind oft überrissen. Dies führt auch dazu, dass sich viele Startups in diesem Bereich unrealistische Vorstellungen bezüglich der Rendite machen und daher ihre Business-Pläne oft mehr ihre Gier widerspiegeln als die Sorge um das Wohl der Patienten.

Dies ist die Kehrseite der Medaille. Wir sollten eigentlich keine Grundsatzdiskussion darüber brauchen, wieviel Geld man mit der Krankheit von Menschen verdienen darf.

Spaß am Leben

Spaß am Leben zu haben ist schwierig, wenn einem in der Jugend eingetrichtert wurde, die Erde sei nur ein finsteres Tal, eine Vorbereitung auf das zweite, das wirkliche Leben im Himmel. Bevor ich mich über solches Gedankengut lustig machen konnte, wollte ich jedoch herausfinden, wie es denn eigentlich im Himmel aussehen könnte. Nachdem ich keine Illustrationen in Büchern gefunden hatte, begann ich Kirchenmalereien zu studieren. Und weil für meine Eltern Kirchen und Kapellen der Höhepunkt ihrer Wanderungen oder Ausflüge waren, hatte ich genügend Anschauungsmaterial. Doch ich fand nirgendwo etwas Konkretes, außer manchmal ein paar Wölkchen, umgeben von kleinen, nicht flugfähigen Engelchen. Dafür fand ich zahlreiche Abbildungen der Hölle. Die oft perversen Darstellungen von «Sex und Crime» überboten alles, was man heute als kindgerecht oder auch nur politisch korrekt ansehen würde.

Es war leicht, den Glauben an ein sogenanntes zweites Leben abzulegen, da ich nirgendwo Indizien dafür fand. Denn bereits als Kind hatte es mich stutzig gemacht, dass die Kirchen hier auf Erden so viel Gold, Macht und Prunk anhäuften, wo man doch angeblich nichts davon in Jenseits mitnehmen konnte. Die Idee, dass man nur einmal lebt, schien mir jedenfalls weitaus vernünftiger, zumal sogar religiöse Freunde einem nicht widersprachen, wenn man meinte, es gebe nur ein Leben, und so lange wolle man hier auf Erden Spaß haben. Mit zunehmendem Alter verändert sich allerdings die Bedeutung von Spaß. Vielleicht sollte man also sein Leben in fünf Abschnitte einteilen.

Schließlich kann man davon ausgehen, dass in unserem Körper nach jeweils 20 Jahren fast keine Zellen mehr von denen, die anfänglich da waren, noch vorhanden sind. Das könnte dann etwa so aussehen:

1. Jugend,
2. Ausbildung,
3. Karriere,
4. Abrechnung,
5. Lebensabend.

Die Jugend ist sehr von den eigenen Genen geprägt. Der Satz von Genen, den man vererbt bekommt, entscheidet über Gesundheit, körperliche Eigenschaften und geistige Entwicklungsfähigkeit. Diese essenziellen menschlichen Güter erweisen sich allerdings als nahezu unbedeutend, bezieht man Ort oder Gesellschaft ein, in die man hineingeboren wird. Die Eltern entscheiden für das Kleinkind, welche Kultur und welche Religion es einmal erdulden und später vielleicht wieder ablegen muss. Je nach Region wird ein Kind also zum Beispiel Moslem, Hindu oder Katholik. Es gibt aber keinen Ort und keine Kultur, bei der bereits bei der Geburt feststeht, ob ein Kind später Mathematiker wird. Wir Menschen beginnen unser Leben ohnehin unter denkbar ungünstigen Umständen und benötigen die Unterstützung anderer Menschen für eine lange Zeit. Zudem werden in unserem Gehirn die ersten drei Jahre fast vollständig ausradiert. Man nennt dies Infantile Amnesie, weil die meisten Erwachsenen sich nicht an Ereignisse erinnern können, die sich vor dem dritten Lebensjahr abgespielt haben.

Ich weiß nicht, ob man als Jugendlicher überhaupt Spaß am Leben haben will. Ich bin allerdings sehr froh, dass ich keine

Traumata aus dieser Zeit mit mir herumtragen muss. Mein Gehirn scheint jedoch Momente gespeichert zu haben, die mir noch heute eine Art von Befriedigung schenken. Oft sind diese Erinnerungen an Fotografien gebunden, die ich öfters betrachtet habe.

Wenn ich hingegen sehe, wie oft heute meine Enkelkinder fotografiert werden, frage ich mich, ob ihnen dadurch auch wesentlich mehr Erinnerungen an die Jugendzeit ermöglicht werden. Andere Erinnerungen habe ich noch in genauen Details abgespeichert, obwohl davon keine Bilder existieren. Ich wurde zum Beispiel einst als Rettungsschwimmer zum Drei-Meter-Becken gerufen, weil ein kleiner Junge am Beckenboden gelegen hatte. Er war schon blau, und ich begann, ihn am Rand des Schwimmbeckens zu beatmen. Nach kurzer Zeit erbrach er sich, begann wieder zu atmen, und bald war die Ambulanz da. Ich sah ihn allerdings nie wieder – aber ich bekam ein paar Jahre lang immer von ihm eine Weihnachtskarte.

Der zweite Lebensabschnitt ist wohl dem Kampf zwischen dem Gehirn und den Hormonen gewidmet, die währen der Pubertät verrückt spielen. Rückwirkend die eigene pubertäre Situation zu durchschauen oder sich nüchtern daran zu erinnern, fällt mir schwer. Dank der Tätigkeit als Dozent habe ich allerdings praktisch jedes Jahr pubertäre und postpubertäre Studenten um mich gehabt. Diese Erfahrung lässt mich vermuten, dass es Phasen in unserem Leben gibt, in denen unser Gehirn – also die Rationalität – den hormonellen Vorgängen in unserem Körper hoffnungslos unterliegt.

Den zweiten Lebensabschnitt könnte man auch als Grundlage für die Karriere bezeichnen. Gegen dessen Ende können wir meistens bereits einen Teil von dem Einsatz ernten, den wir in die eigene Ausbildung gesteckt haben. Dies ist auch die Zeit, in der am häufigsten ein Kinderwunsch – unabhängig vom Bedürfnis, die eigenen Gene weiterzugeben – zur Diskussion steht. Unser Bildungssystem hat zu diesem Zeitpunkt allerdings vor allem für die Frauen ein fast unüberwindbares Hindernis aufgebaut. In der Forschung ist man beispielsweise mit 35 Jahren meistens an einem wichtigen Scheitelpunkt angelangt, um eine erfolgreiche Karriere zu etablieren. Wer zu diesem Zeitpunkt aussteigt, um ein Kind zu bekommen, findet später kaum den Wiedereinstieg an dieser Stelle der Karriere.

Im dritten Lebensabschnitt, der Karriere, ist es meistens zu spät, um Fehler und Versäumnisse der vorangegangenen Abschnitte zu korrigieren. Ich tröstete mich mit der Einsicht darüber hinweg, dass mir zwar alles leidtat, was ich nicht getan hatte, ich aber ganz zufrieden war mit dem, *was* ich getan hatte. Der Zweikampf zwischen meinem Gehirn und mir selbst trat quasi in den Hintergrund. Ich benutzte mein Gehirn für meinen Beruf und begann, mich über das Irrationale rund um mich herum lustig zu machen. Dies erlaubte mir eine komfortable Art der Selbstverteidigung: Ich musste Menschen, die nicht alle Tassen im Schrank hatten, einfach nicht mehr ernst nehmen. In diesem Lebensabschnitt fand ich es auch wichtig, Freundschaften zu pflegen. Jeder, der mir erklärte, er sei mit mir nicht einverstanden, oder mir sagte, er hasse mich für meine Aussagen, war für mich ein Glücksfall – schenkte er mir doch mehr Zeit für meine wirklichen Freunde.

Erst gegen Ende des dritten Lebensabschnitts wurde ich langsam so religionskritisch, wie ich dies weiter oben beschrieben habe. Vorher bestand kein Bedürfnis, auch kein Anlass, sich überhaupt mit Religion auseinanderzusetzen, denn es gehörte zum guten Ton bei Einladungen oder beim Smalltalk, dieses Thema auszuklammern. Religion als Ritual tauchte nur noch an besonderen Anlässen auf – etwa bei Beerdigungen oder Taufen.

Da meine Kinder religionslos aufwuchsen, hatten sie ein entspanntes Verhältnis dazu. Beim Besuch einer Kathedrale in Italien zwecks kultureller Bildung war mein Sohn begeistert von der riesigen Halle und sagte mir, er fände diesen Bahnhof sehr schön. Meine etwa siebenjährige Tochter wiederum kam eines Tages verstört von der Schule nach Hause: Sie war traurig, weil ihre beste Freundin bitterlich geweint hatte. Die beiden hatten über Religion diskutiert, wobei meine Tochter ihrer Freundin erklärt hatte, es gebe keinen Gott. Die Freundin war völlig entsetzt gewesen, hatte zu schluchzen begonnen, und meine Tochter wollte sie schließlich trösten mit den Worten: «Sei nicht traurig, weine nicht, da es ihn doch gar nicht gibt!»

Die vierte Lebensphase würde ich als Abrechnung bezeichnen. Es zeigt sich, wie man mit dem eigenen Körper umgegangen ist, was aus den Kindern werden könnte, ob man soziale Sicherheit erreicht hat, und im Wesentlichen erfährt man, ob man verbittert oder aber glücklich ist. Es kommt die Zeit, in der man sich fragen muss, ob es das nun eigentlich war. Statistisch gesehen hat man noch ungefähr ein Fünftel des Lebens vor sich. Falls man es nicht vorher getan hat, sollte spätestens jetzt die Frage nach dem Sinn des Lebens nicht nur beantwortet, sondern auch gelebt werden.

Ich habe mich entschieden, lockerer zu werden und mir ein eigenes Menschenrecht auszubedingen – nämlich gewisse Themen und menschliches Verhalten einfach nur noch belustigt zur Kenntnis zu nehmen. Ich akzeptiere, dass ich von jetzt an mit Bioprodukten zwangsernährt werde und betrachte dies als eine Art unfreiwilligen Fitnesstrainings, da die Bioprodukte mittlerweile regelmäßig auf Augenhöhe platziert werden und normale Produkte in den Regalen auf Bodenhöhe oder weiter hinten liegen. Ich akzeptiere die neue Naturreligion und bin froh, dass keine religiösen Produkte bei den Hygieneartikeln auftauchten. Das wird aber sicher noch kommen, schließlich gibt es bereits Biomineralwasser und Biokochsalz.

Ich schreibe dieses Buch an meinem Lebensabend. Rückblickend finde ich, dass ich in all meinen vier bisherigen Lebensabschnitten doch auch Spaß gehabt habe. Dennoch will ich das Leben jetzt noch einmal richtig genießen. Daher ließ ich mich ein Jahr früher pensionieren – bei Professoren nennt man dies übrigens «emeritieren». Wikipedia behauptet, die Emeritierung sei «eine Form der altersbedingten Befreiung von der Pflicht zur Wahrnehmung der Alltagsgeschäfte». Da *emeritus* auch «ausgedient», «alt» oder «unbrauchbar geworden» bedeutet, habe ich mir ein neues Motto gegeben: Man stirbt nur einmal und lebt jeden Tag!

Jetzt bin ich erst recht von dem Wunsch beseelt, jeden Tag aufs Neue die Irrationalität, sei es eigene oder fremde, aus meinem Leben zu entfernen. Am Tag meiner Pensionierung habe ich aufgehört zu rauchen. Ich begann damit bereits mit zwölf Jahren. Das war damals noch gefährlich, weil man die Zigaretten nicht nur vor den Eltern, den Lehrern und der Polizei verstecken musste, sondern überhaupt vor allen Erwachsenen, die das Gefühl hatten, erziehungsberechtigt zu sein. Aus dem Wunsch, cool zu sein oder mindestens älter zu wirken, wurde eine Sucht. Ich rauchte gern und habe nie wirklich versucht, damit aufzuhören. Ich wusste, dass ich nicht genügend Willenskraft aufbringen konnte, um gegen mein Gehirn anzukommen. Ein Zitat von Mark Twain tröstete mich: «Mit dem Rauchen aufzuhören ist kinderleicht. Ich habe es schon hundertmal geschafft.»

Ich schaffte es, weil ich mir aus Neugier eine E-Zigarette kaufte. Darunter versteht man ein Gerät, das durch eine elektrisch beheizte Spule ein sogenanntes Liquid zum Verdampfen bringt. Dabei entsteht ein Dampf, der inhaliert wird. Das sieht aus wie das Rauchen einer herkömmlichen Zigarette, es findet aber kein Verbrennungsprozess statt.

Obwohl das britische Gesundheitsministerium bereits 2015 schätzte, dass der E-Zigaretten-Konsum ca. 95 Prozent weniger schädlich ist als Tabak zu rauchen, lief die Anti-Tabak-Lobby Sturm gegen diese neue Raucherentwöhnung. Inzwischen ist klar: Dampfen rettet Leben. Trotz der irrationalen Reaktion auf das Dampfen wurde klar, dass der Bösewicht eigentlich nicht das Nikotin ist, sondern die Tausenden von Substanzen, die im Teer des Tabaks enthalten sind. Nikotin in der verwendeten Konzentrationen ist ein Stimulanz, aber die meisten Dampfer reduzieren den Nikotingehalt in den Liquids über die Zeit. Nikotin ist übrigens nicht krebserregend.

Also, da war ich, frisch pensioniert, in der Überzeugung, endlich etwas Rationales gegen das Rauchen unternommen zu haben. Ich war ohne Kraftakt Nichtraucher geworden und habe seither nie mehr eine Zigarette angefasst. Aber es schwappte mir eine Welle von Irrationalität entgegen. Die Medien hatten es geschafft: Fast jeder, der mich dampfen sah, wollte mich belehren, dass Dampfen mindestens so gefährlich sei wie Rauchen, wenn nicht sogar noch gefährlicher.

Nichtsdestotrotz habe ich nun mehr Spaß am Leben und ein weniger schlechtes Gewissen. Da es keinen Passivdampfen gibt wie das Passivrauchen, darf ich auch wieder bei Freunden nach dem Nachtessen dampfen und kann so all die alten Raucherrituale beibehalten, ohne ein sozialer Bösewicht zu sein.

Zeitgeist

Von meinem Bürofenster aus sehe ich einen Hügel, auf dem die älteste bekannte Bronzezeit-Siedlung im Oberwallis liegt. Also eine Siedlung aus einer Zeit, in der der christliche Gott noch nicht erfunden war. Zu gern würde ich wissen, was die Menschen damals bewegte, was sie glaubten und welchem Zeitgeist sie sich verbunden fühlten. Wobei die Frage nach dem Zeitgeist wahrscheinlich die schwierigste wäre.

Fragt man heute junge Menschen, die ihr geschichtliches Wissen aus «Asterix und Obelix» haben, was zeitlich näher an der Geburt von Kleopatra (um etwa 20 vor Christus) liege – der Bau der Pyramiden oder die erste Eröffnung eines Pizza Hut –, staunt man nicht schlecht: Die Cheops-Pyramide errichtete man 2580 vor Christus, während das erste Pizza Hut 1958 eröffnet wurde – und damit, zeitlich gesehen, Kleopatra tatsächlich 500 Jahre näher ist.

Ich frage mich immer wieder, was wohl wichtiger für die Ausprägung eines bestimmten Zeitgeists war: der rationale Teil des Gehirns oder der Aberglaube. Schließlich ist es erst 200 Jahre her, dass man sich in Frankreich abends auf Plätzen traf, große Feuer entfachte und zur Unterhaltung Katzen hineinwarf. Dazu passt, dass noch vor 200 Jahren in England Atheismus mit dem Tode bestraft wurde. Giordano Bruno landete um 1600 auf dem Scheiterhaufen, weil er glaubte, dass wir nicht allein im Universum sind. Seine verschiedenen intelligenten Thesen konnte er wissenschaftlich nicht beweisen, was ihn den Kopf kostete.

Früher war die Spanne eines sogenannten Zeitgeists wahrscheinlich wesentlich länger. Die Sage von Ikarus und Dädalus wurde sehr alt. Möglicherweise, weil die Einsicht Bestand hatte, dass wir Menschen unmöglich fliegen können. Wie schnell sich dies dank der Wissenschaft änderte, zeigt sich im geringen zeitlichen Abstand zwischen dem ersten Flug der Gebrüder Wright im Jahr 1903 und dem nächsten Meilenstein der Aviatik, den ersten Schritten eines Menschen auf dem Mond 1969. Innerhalb von nur 66 Jahren änderte sich dadurch wohl der Zeitgeist, das heißt, die Spanne zwischen zwei Strömungen des Zeitgeists wurde kürzer als die durchschnittliche Lebenserwartung eines heutigen Menschen.

Es ist schwindelerregend, wenn man sich den steilen Verlauf der menschlichen Kultur und Wissenschaft von Mesopotamien über die Ägypter, Griechen bis hin zu den Römern vorstellt. Interpoliert man die steigende Kulturkurve bis heute, ist kaum vorstellbar, auf welchem Niveau die Menschheit heute sein könnte. Leider unterbrach im Mittelalter eine fast 1'000 Jahre dauernde christliche Finsternis den Schwung dieser Kurve. Dank der Renaissance und der Aufklärung sind wir trotzdem noch in der Moderne angekommen. Wir werden aber nie wissen, wie weit Kultur und Wissenschaft heute wären, weil die Wissenschaft aus guten Gründen nicht in Kristallkugeln schaut.

Dafür kann man heute sogar das Verschwinden eines Zeitgeists miterleben. 1985 verkündete Bundesrat Alphons Egli: «Viele Schweizer halten das Waldsterben für ein Hirngespinst, sie irren sich. Es bedroht uns existenziell.» Irrt sich ein Politiker bei einem Problem, das für uns überhaupt nicht wichtig war, ist das noch verzeihlich. Dem Wald geht es immer noch gut.

Aber Papst Benedikts Behauptung «Man kann das Aids-Problem nicht durch die Verteilung von Kondomen regeln (...) Ihre Benutzung verschlimmert vielmehr das Problem» kostete Menschenleben und gehört hoffentlich heute nicht mehr zum Zeitgeist für die meisten Menschen, ebenso wie seine Aussage, die Lösung liege vielmehr in einem «spirituellen und menschlichen Erwachen» und der «Freundschaft für die Leidenden».

Manchmal sind es auch Organisationen, die unseren Zeitgeist prägen. Die Gesundheit des Menschen ist laut WHO «ein Zustand des vollständigen körperlichen, geistigen und sozialen Wohlergehens und nicht nur das Fehlen von Krankheit oder Gebrechen». Mit einer solchen Definition kann man natürlich spielend COVID-19 zu einer symptomlosen Krankheit machen. Falls wir weiterhin symptomlose Krankheiten anhäufen, wird allerdings unser Gesundheitssystem noch größere Probleme bekommen, als es bereits heute hat.

Gegen den Zeitgeist zu schwimmen, kann auch Folgen haben. Ich wurde in der Zeitung «Der Sonntag» vom 28. Mai 2011 wie folgt zitiert: «Immunologe Beda Stadler: ‹Bio-Betriebe haben ein Hygiene-Problem.›» Dies war ein Artikel zum EHEC-Skandal, also pathogene E. coli-Keime in Biogemüse, an denen mehr als 30 Menschen verstarben. Ich sagte: «An Bio-Gemüse kann man sterben, was beim Gen-Food bisher nicht der Fall war.» Gemäß damaligem und heutigem Zeitgeist war meine Aussage eine Unverschämtheit. Schließlich glaubt eine Mehrheit, Biogemüse sei gesünder und schmackhafter. Prompt startete eine Nationalrätin eine Anfrage beim Bundesrat, ob ich für das Mandat, das ich damals beim Bund innehatte, noch tragbar sei. Die Angelegenheit wurde im Hintergrund geregelt und versandete.

Der Zeitgeist als kollektiver Glaube ist wahrscheinlich auch stärker als wissenschaftliche Erkenntnisse. Es ist erstaunlich, wie lange sich Sternzeichen und Horoskope in der Öffentlichkeit gehalten haben. Es gibt nicht die kleinste wissenschaftliche Evidenz, dass die Sterne auch nur den geringsten Einfluss auf uns haben könnten. Humor ist wahrscheinlich die einzige Art und Weise, wie man sich vor solchem Irrsinn schützen kann. Dieses Sprichwort bringt es auf den Punkt: «Der Glaube versetzt Berge, wurde aber nie im Bergbau verwendet!»

Evolution und Missverständnisse

Diskussionen mit Neunmalklugen über die Wissenschaft enden oft mit herablassenden Sprüchen wie «Wissenschaft ist der aktuelle Stand des Irrtums». Das vermeintlich schlagende Argument sagt viel über den Kritiker selbst aus, weil er ein anderes System benutzt, um nach der Wahrheit zu suchen. Meistens ist es eine Religion, die von sich behauptet, unfehlbar zu sein. Für die Katholiken ist sogar ihr Oberhaupt unfehlbar.

Wissenschaft macht hingegen tatsächlich Fehler, ist aber im Gegensatz zu Religionen bereit, daraus zu lernen. In der Bibel stehen viele Behauptungen, die längst naturwissenschaftlich widerlegt wurden. Wie kann man zum Beispiel bloß glauben, dass Schlangen sprechen können, jemand auf dem Wasser wandeln, eine Frau ohne Sex schwanger werden oder jemand nach dem Tod wiederauferstehen kann? Alle Religionen haben ähnliche Märchen in ihren Schriften – auch jene Religion, die von sich behauptet, die einzig richtige zu sein. Zum Beispiel soll sich die Himmelfahrt Mohammeds wahlweise über eine Leiter oder auf dem Rücken eines Reittiers ereignet haben. Christopher Hitchens, erfolgreicher Journalist und bekennender Atheist, ist leider früh verstorben, aber es gibt ein Zitat von ihm, das das Thema gut auf den Punkt bringt: «Gewalttätig, irrational, intolerant, verbündet mit Rassismus und Tribalismus und Bigotterie, investiert in Ignoranz und feindselig gegen freie Ermittlungen, verächtlich gegenüber Frauen und feindlich gegenüber Kindern: Die organisierte Religion sollte viel auf ihrem Gewissen haben.»

Es spricht also für die Wissenschaft, dass sie Fehler macht und bereit ist, diese Fehler zuzugeben und zu korrigieren.

Wissenschaftliche Laien haben oft Mühe, Hypothesen zu verstehen. Wissenschaftliche Theorien dürfen sogar frei erfunden werden. Dann aber müssen Experimente erfolgen, um die Hypothesen zu widerlegen. Falls diese sich im Experiment in einem evolutionsartigen Selektionsprozess bestätigen, setzen sich die Theorien durch, die man nicht widerlegen kann. Durch dieses Aussieben falscher Theorien kommt man der Wahrheit immer näher, ohne jedoch jemals die absolute Wahrheit zu finden. Karl Popper hat dies wunderbar auf den Punkt gebracht: «Man kann nicht mehr wissen, als man weiß.»

Weil im normalen Sprachgebrauch Theorie und Hypothese oft unterschiedliche Bedeutungen haben, hört man Leute sagen: «Evolution und Gravitation sind bloß Hypothesen.» Solche Aussagen hörte ich von religiösen Fanatikern oder von Menschen, die davon überzeugt sind, dass die Erde eine flache Scheibe ist. Ich versuche möglichst, solche Aussagen zu kontern mit dem Satz: «Ein Sprung aus dem Fenster klärt beide Hypothesen!»

Charles Darwin, der Vater der Evolutionstheorie, wurde schon früh mein Held. Er fasste die Theorie treffend zusammen: «Alles, was gegen die Natur ist, hat auf Dauer keinen Bestand.» Diese Theorie hat mich wissenschaftlich und persönlich geformt. Tausende von Biologen haben an dieser Theorie gearbeitet. Dabei ist ein unumstößliches, logisches Gebilde entstanden, das von der Entstehung der kodierenden Nucleinsäuren und Eiweiße über einfache Lebensformen wie Viren zu Bakterien und bis hin zu einzelligen Organismen praktisch lückenlos die Anfänge der Evolution nachzeichnet. Die Genomanalyse war für die Erforschung dieser einfachen Lebewesen genauso hilfreich wie die Paläontologie für die der höheren Lebewesen.

Es ist faszinierend zu sehen, wie viele unserer Gene in praktisch unveränderter Form in niederen Lebewesen vorkommen, etwa in Hefen. Spaßeshalber könnte man sogar behaupten, dass ein Biertrinker etwa zu 30 Prozent ein Kannibale ist, weil die Bierhefe unserem Genom zu einem ähnlichen Prozentsatz verwandt, also mit ihm identisch ist.

Die Evolutionstheorie hatte bekanntlich einen schweren Start und noch lange Zeit einen schweren Stand. Darwin behielt sein Werk 20 Jahre lang in der Schublade, bis er es wagte, seine Theorie zu publizieren. Bis heute vereinfachen viele Mitmenschen die Evolutionstheorie so, dass sie meinen, wir würden vom Affen abstammen, was so natürlich nicht stimmt. Die Gemeinsamkeiten mit höheren Wirbeltieren hat aber glücklicherweise dazu geführt, dass wir unser Verhältnis zu den Tieren neu überdenken.

Bei ein paar Bier mit Prof. Volker Sommer, einem berühmten Primatologen, der lange zu Studienzwecken mit Schimpansen zusammengelebt hat, lief es mir allerdings kalt den Rücken hinunter. Er erzählte, wie einmal in der von ihm beobachteten Schimpansengruppe Unruhe entstand, sich ein Trupp abspaltete und an einen anderen Ort zog. Nach einer Zeit rotteten sich jedoch einige männliche Schimpansen aus der ursprünglichen Truppe zusammen, bewaffneten sich mit Stöcken und gingen auf die Suche nach den «Abtrünnigen». Schließlich fanden sie diese, schlichen sich an sie heran, und es kam zum Kampf. Die männlichen Mitglieder der abgespaltenen Gruppe wurden allesamt umgebracht, während die Weibchen und Kinder gezwungen wurden, zur ehemaligen Gruppe zurückzukommen. Ich wusste zwar, wie brutal sich Tiere verhalten können, gemessen an unseren Moralvorstellungen. Was die Affen hier aber betrieben, war Krieg. Aufgrund der genetischen Nähe von Schimpansen zu uns Menschen erwartete ich natürlich, dass sogenanntes menschliches Verhalten auch bei diesen Primaten vorkommt. Dass sie aber ausgerechnet unsere schlechteste Seite spiegeln, die Fähigkeit zur Aggression bis hin zum Krieg, hat mich doch schockiert.

Unter Evolution versteht man meistens die biologische Evolution, welche uns als Homo sapiens, als weisen, gescheiten, klugen, vernünftigen Menschen einstuft. Wir haben aber noch große Schwierigkeiten, das soziokulturelle Verhalten der anderen Affen in unserer biologischen Familie zu verstehen. Also schilderte ich Volker Sommer einen Besuch im Zoo von Berlin, der noch nicht lange zurücklag. Mir war ein einsamer Schimpanse aufgefallen, der vor einem mächtigen Betonklotz – als Affenhaus bezeichnet – saß und gemäß meinem Empfinden sehr deprimiert dreinschaute. Volker empfand die geschilderte Situation als nicht so tragisch, da dieses Affenhaus wenigstens eine Rückzugsmöglichkeit bot, wie er meinte. In vielen Zoos könnten sich Affen nämlich niemals dem menschlichen Blick entziehen, was für sie nur schwer zu ertragen sei, da sie – genauso wie wir – Scham empfinden würden. Es folgte ein Vortrag darüber, dass wir Menschen anstelle von *humanen* Maßstäben für Tiere nur *menschliche* anwenden würden. Gerade in diesem Zoo kämen Schimpansen nämlich beim Eingangstor zu den Wärtern, um ihnen erlittene Verletzungen zu zeigen, weil sie wüssten, dass ihnen dort geholfen würde. So etwas würde in der Natur nie zur Verfügung stehen. Auch ihr Essen wäre weit besser als das, was sie mühsam in der Natur einsammeln müssten. Trotzdem unterstütze er aber das «Great Ape Project».

Volker Sommer verlas in seiner Festrede zur Vergabe des Ethikpreises der Giordano-Bruno-Stiftung an Paola Cavalieri und Peter Singer im Juni 2011 dieses Statement: «Ist es an der Zeit, den rechtlichen Status unserer allernächsten Verwandten zu ändern – und sie als Personen in die Gemeinschaft der Gleichen aufzunehmen? Genau darum geht es dem von den Philosophen Peter Singer (Australien) und Paola Cavalieri (Italien) im Jahr 1993 initiierten Great Ape Project. Das GAP fordert für Orang-Utans, Gorillas, Bonobos und Schimpansen einige jener Privilegien ein, die bisher nur für Menschen gelten. Dazu zählt das Recht auf Leben, Freiheit und ein Verbot von Folter.»

Es ist also höchst erfreulich, dass Eigenschaften von uns Menschen und unser Zusammenleben nun auch in der Anthropologie, Ethnologie und Soziologie im Licht der Evolution untersucht werden.

Künstliches Leben

Darwins Werk war für viele seiner Zeitgenossen nur schwer zu verdauen. Und meistens hat man die Evolutionstheorie nicht richtig verstanden. Diese Theorie löste auch Ängste aus, weil es fortan denkbar war, dass die Menschwerdung kein göttliches Wesen gebraucht hatte, sondern allein durch die Entwicklung des Lebens selbst erfolgt war. Viele Menschen waren aber ganz einfach beleidigt, dass sie vom Affen abstammen sollten – wie schon gesagt, ein Missverständnis. Die Evolution war aber ein derart wichtiges geistiges Konstrukt, dass sie heute weder aus der Kultur noch aus der Philosophie und erst recht nicht aus den modernen Life Sciences wegzudenken ist. Die Gentechnologie spaltete die Gesellschaften noch einmal ähnlich heftig – wiederum, weil viele glaubten, dass damit in die Schöpfung, also Gottes Werk, eingegriffen werde. Wir haben immer noch ein Moratorium für die Grüne Gentechnik in der Schweiz, was letztlich zeigt, dass die soziale und kulturelle Verarbeitung von Darwin noch längst nicht abgeschlossen ist.

Ich bin davon überzeugt, dass wir heute erneut an einem ähnlichen Scheitelpunkt stehen wie damals bei Darwin. Die philosophische Frage «Was ist Leben?» wird derzeit von Biologen und ihren Methoden angegangen. Die Schaffung von Halblebewesen wie Viren ist bereits geglückt. Die viralen Eiweiße und die Gene wurden künstlich im Labor hergestellt. Dabei sind infektiöse Viren entstanden, und die infizierten Mäuse wurden krank. Zugegeben – das ist bloß kopiertes Leben, aber es ist immerhin aus künstlich hergestellten Einzelteilen entstanden.

Anhand von verschiedenen experimentellen Ansätzen konnte schon gezeigt werden, dass die verwendeten Einzelteile wie etwa Aminosäuren oder Nukleotide ohne Lebewesen entstehen könnten. Zwei Forschergruppen haben bereits behauptet, dass sie einfache Organismen wie etwa Mykoplasmen oder sogar etwas Komplizierteres, nämlich ein Bakterium, künstlich erzeugt hätten.

Ich kann nicht in die Zukunft sehen, trotzdem bin ich der Meinung, dass es aufgrund der vorliegenden technischen Möglichkeiten schon in wenigen Jahren möglich sein wird, künstlich Leben herzustellen. Ist dieser Bann erst einmal gebrochen, wird es wiederum eine soziale Verarbeitung brauchen, weil als nächstes sicher an künstlichen Lebewesen gearbeitet werden wird, welche primitive kognitive Fähigkeiten aufweisen.

Ich möchte zartbesaitete Leser nicht noch mehr verängstigen, aber einen weiteren zu verarbeitenden Schock für uns Menschen werden sicher die modernen Erkenntnisse aus der Hirnforschung verursachen. So viel darf man heute schon sagen – und zwar, ohne zu behaupten, man könne in die Zukunft sehen.

Geistige Evolution

So wie man vom momentanen Wetter nicht auf globalen Klimaveränderungen schließen kann, sollte man persönliche Erfahrungen nicht mit evolutionären Veränderungen gleichsetzen. Natürlich ist die Versuchung groß, betrachtet man seine Kinder und erst recht die Enkel. Phänotypen halten sich meist über sehr lange Zeit und sind ein Anzeichen für die Stabilität unsere Gene.

Als ich einmal das Prinzip der Phänotypen anlässlich einer Vorlesung bei Pharmakologen erklärte, sprach ich zwischendurch direkt eine Studentin in der ersten Reihe an. Aufgrund des Phänotyps wisse ich, dass ihre Mutter «Hedi» geheißen habe. In der Pause kam sie verstört zu mir und fragte, woher ich dies wisse und woher ich sie kenne. Ich musste lachen, weil ich während der Primarschulzeit ein Mädchen gekannt hatte, das dieser jungen Pharmakologin wie ein Ei dem anderen glich und Hedi hieß. Nach dieser Erklärung war die Studentin erleichtert – und hoffentlich etwas gescheiter.

Dank der Genomanalyse wissen wir heute, dass viele Menschen einen kleinen Prozentsatz an Genen in sich tragen, die von unseren Vorfahren stammen, etwa den Neandertalern, obwohl sie bereits ausgestorben sind. Es bleibt aber für viele Menschen ein Streitpunkt, was wichtiger für uns ist – die Umwelt oder die Gene. Bis diese Frage geklärt ist, sollten wir uns besser darauf beschränken herauszufinden, was gut oder böse ist. Wir brauchen eigentlich eine geistige Evolution, die weitergeht als: liebes Christkind, lieber Osterhase, lieber Gott.

Samuel «Sam» Harris, ein amerikanischer Philosoph, Neurowissenschaftler und Schriftsteller, ist bekannt geworden mit seiner These, dass Fragen der Ethik mit naturwissenschaftlichen Methoden untersucht werden könnten und sollten.

Einen ausführlichen Beitrag zum Thema Moral liefert Harris in seinem Werk «The Moral Landscape». Darin legt er ausführlich dar, dass Moral nicht nur eine philosophische Frage ist. Er vergleicht Gut und Böse mit Berg und Tal: Fast jeder Mensch kann – unabhängig von seiner Abstammung, von Religion, Geschlecht oder Alter – ein Verhalten, das wir als gut beziehungsweise böse bezeichnen würden, als gut oder böse erkennen, so wie wir ohne Bildung oder Vorwissen auf einem Bild die Bergspitze und den Talgrund unterscheiden können.

Und niemand wird wohl daran zweifeln, dass ein Familienvater, der auf der Flucht nach einem Bankraub absichtlich einen Polizisten überfährt und zu Hause Frau und Kinder umbringt, moralisch ganz unten angekommen ist, also auf dem Talgrund.

Psychologische Tests, die man an einer Vielzahl von Menschen durchführte, weisen darauf hin, dass Moral ein evolutionäres Programm sein könnte. Es gibt Fragestellungen, bei denen Einigkeit besteht, unabhängig von Geschlecht, Alter, Nationalität oder Kultur.

Ein gutes Beispiel dafür: Man stelle sich vor, allein auf einer Brücke zu stehen, unter der eine Eisenbahn durchfährt. Man besitzt einen Schalter, mit dem man eine Weiche zwischen zwei Gleisen von rechts nach links umlegen kann. Beide Gleise führen in einen Tunnel. Die Weiche steht so, dass der daherkommende Zug in den rechten Tunnel fahren wird, in den eben fünf Personen gegangen sind. Nur eine Person ging in den linken

Tunnel. Es ist noch Zeit den Schalter zu betätigen, um die fünf Menschen zu retten, allerdings wird dann der Mensch im linken Tunnel sterben. Betätigt man den Schalter oder nicht?

Ich hoffe, Sie haben die Weiche umgelegt, wie dies die allermeisten Menschen in diesem Gedankenspiel getan haben. Die Situation wird aber sofort schwieriger, falls man keinen Schalter zur Verfügung hat, sondern stattdessen vor einem am Brückengeländer lehnenden dicken Mann steht, den man hinunterschupfen muss, um damit den Zug zum Stehen zu bringen. In diesem Beispiel wird sogar der einzelne Mensch im Tunnel gerettet, aber man muss selbst Hand anlegen, einen Mord begehen, um andere Menschen zu retten. In dieser Lage sind wir Menschen offensichtlich nicht mehr bereit, einen Kollateralschaden zu akzeptieren.

Vereinfachend könnte man sagen: Wir brauchen niemanden, schon gar keine Götter, um herauszufinden, was wirklich gut oder böse ist. Das Sprichwort «Was du nicht willst, dass man dir tu', das füg' auch keinem andern zu!» belegt, dass es vielleicht einmal rationale Definitionen von Gut und Böse geben wird, die unser Zusammenleben verbessern könnten.

Das Moral-Bild von Berg und Tal, das von jedem Kind aufgeschlüsselt werden kann – sogar auf einem künstlichen, computergenerierten Gemälde – stellt einen sofort vor Probleme, wenn man beurteilen soll, wo der Berg beziehungsweise das Tal beginnt oder endet. In diesem Zwischenbereich werden wir Menschen tatsächlich durch äußere Umstände und weniger durch unsere Gene gesteuert. Moralische Entscheide können sogar durch die Nahrungsaufnahme beeinflusst werden, etwa durch die Aminosäure Tryptophan, welche in Serotonin, vom Volksmund «Glückshormon» genannt, umgewandelt wird. Auch andere Hormone, etwa Oxytocin oder Dopamin, auch als «Liebeshormone» bezeichnet, beeinflussen unser Verhalten, welches oft im Graubereich von Moralbegriffen liegt.

Es besteht also Hoffnung, dass wir Zeitzeugen einer geistigen Evolution werden – mit dem Ziel einer global akzeptierten Ethik. Was für eine Freude wäre es, wenn wir zunächst schon mal unser Bildungs- und Rechtssystem auf neue rationale Pfeiler setzen würden!

Das Leben vor der Geburt

Leider weiß ich nicht mehr, woher ich den Satz habe: «Das Leben nach dem Tod ist genauso wie das Leben vor der Geburt.» Dieser Satz ist derart einleuchtend, dass er mir die Angst vor dem Tod genommen und mich getröstet hat. Seither ist das Leben an sich für mich ein Trost. Im übertragenen Sinn habe ich einen Sechser im Lotto gewonnen, allein, weil ich lebe. Aber für die meisten Menschen ist der Wunsch nach einem zweiten Leben, möglichst einem, das besser verläuft als das erste, der wahrscheinliche Grund für ihre Religion, also eine Art irrationaler Trost.

Glaubt man an ein zweites Leben, sind Schilderungen von anderen Menschen, die beinahe gestorben sind, eine Art Vorbereitung auf das, was einen selber erwartet. Da aber in Wirklichkeit noch nie jemand aus dem sogenannten Jenseits zurückgekehrt ist, sollte man diesen Schilderungen mistrauen. Kein Wunder, dass die Wissenschaft solche Beschreibungen untersucht. Denn diese Erzählungen von Nahtoderfahrungen sind etwa Bilder von Tunneln, starkem Licht, dem Gefühl, im Jenseits oder Weltraum zu schweben, oft ohne eigenen Körper. Liebe, Frieden, Geborgenheit und Schmerzlosigkeit werden empfunden, um hier nur einige Wahrnehmungen aufzuzählen.

Man vermutet, dass jährlich Millionen Menschen ähnliche «Nahtoderfahrungen» machen. Sie alle glauben, einen Blick in das zweite Leben geworfen zu haben. Obwohl das subjektive Phänomen real sein mag, ist seine Deutung weit hergeholt – gewissermaßen aus dem Jenseits.

Für gläubige Menschen sind solche Erzählungen allerdings ein Beweis dafür, dass es den Himmel gibt. Menschen, die eine solche Erfahrung durchgemacht haben, erlebten diese als unumstößliche Realität und schildern sie derart überzeugend, dass die Zuhörer kaum daran zweifeln. Glaube, Religiosität und Religion kann man nicht bloß auf außergewöhnliche Hirnzustände reduzieren, aber sie könnten für Propheten eine Rolle gespielt haben.

Neurologische Fehlleistungen sind vielleicht der Ursprung für die «Offenbarungen» oder «Erleuchtungen», wie wir sie kennen. Hirnforscher haben schon lange postuliert, dass solche Visionen auch bei Drogenerfahrungen oder bestimmten Migräneformen auftreten können. Auch Halluzinationen wie bei der Schizophrenie und Hirnstörungen wie die Schläfenlappen-Epilepsie werden als Grundlage für religiös gedeutete Erfahrungen vermutet.

Vor Jahren durfte ich als Jury-Mitglied für einen internationalen Forschungspreis die eingereichte Arbeit von Neurologen der Universitätsklinik Genf beurteilen. Sie entdeckten, dass elektrische Reizungen einer bestimmten Großhirnregion extrakorporale Halluzinationen triggern. Man nennt dies «Out of the body experience». Die Forscher regten bloß einen kleinen Bereich im Scheitellappen des Gehirns an, und die Probanden hatten außerkörperliche Erfahrungen – ganz ohne Götter, interstellare Herrscher oder Schutzengel.

Auch wenn dies weit weg lag von meinem Arbeitsgebiet, faszinierte es mich. Immer mehr Menschen wenden sich ab von den Religionen und streben auf anderen Wegen nach Spiritualität. Bis heute ist dieser Begriff besetzt von der Esoterik, Religionen oder Naturglauben. Aber auch nüchterne Menschen haben ein Bedürfnis nach spiritueller Erfahrung. Vielleicht gelingt es eines Tages, mithilfe der Wissenschaft Vernunft, Spiritualität und Ethik zu vereinen.

Dazu gehören auch Rituale in unserem Leben, die leider von allen Arten des Glaubens gekapert wurden. Ich feiere dennoch säkulare Weihnachten als Lichtfest, um der deprimierenden dunklen Jahreszeit ein wenig zu entgehen. Der Christbaum stammt ohnehin nicht von den Christen und wird bei mir zum festlichen Lichterbaum. Seinen Nächsten zeigt man sowieso zu wenig, dass man sie liebt, also sind Geschenke mehr als adäquat.

Ostern feiern wir schon lange als Fruchtbarkeitstag mit vielen Eiern in der Hoffnung, dass unser Leben in allen möglichen Bereichen fruchtbar bleibt. Man kann auf diese Weise alle wichtigen Meilensteine im Leben feiern, auch Geburten und Hochzeiten. Selbst traurige Ereignisse können so wichtig genommen werden – etwa Beerdigungen als stille Feiern, die man mit anderen Menschen gemeinsam als tröstende Rituale begeht. All diese Rituale bedürfen einer neuen und vernünftigen Spiritualität.

Das Leben in Kurzform

In meinem zweiten Vorwort habe ich erwähnt, dass ich nach zwei Hirnoperationen fast gestorben wäre. Im künstlichen Koma folgten mehrere Hirnschläge und epileptische Anfälle. Später kamen typische Komplikationen hinzu wie eine Lungenentzündung. Der Krankheitsverlauf wurde zusätzlich von COVID-19 dekoriert wie von einer Kerze auf dem Kuchen. Aber jetzt bin ich wieder wohlauf und freue mich des Lebens.

Aufgrund des künstlichen Komas und der guten Betreuung hatte ich aber nie Schmerzen, und ich erholte mich sehr rasch. Die Zeit im Spital, das Delirium und die Rehabilitation waren für mich nicht schlimm – aber für meine Familie natürlich umso mehr. Trotzdem war das Schreiben dieses Buches wie eine heilende Therapie, um meine Krankheit zu verarbeiten. In diesem letzten Kapitel will ich zeigen, dass der Verlauf meiner Krankheit eine Art Kurzversion meines bisherigen Lebens war – letztlich also auch dieses Buches.

Ich spiele die Analogie mal durch: Die Hirnoperationen waren meine Zeugung. Es gibt allerdings einen wesentlichen Unterschied: Ich kann mich an alles vor dieser «Zeugung» erinnern. Im wirklichen Leben kann man sich an gar nichts erinnern; das können nur jene Menschen, die an die Wiedergeburt glauben – nur wollen die nie eine Schmeißfliege gewesen sein.

Das Koma vergleiche ich mit der Schwangerschaft, also meinem Leben als Fötus. Ich erinnere mich an nichts, keine Gefühle, keine Schmerzen. Ich war noch keine Person und hatte bloß eine statistische Chance, ein wirklicher Mensch zu werden.

Das Delir bezeichne ich lieber als Delirium, weil es vom lateinischen *delirare* stammt, was «Aus der Furche geraten» bedeutet. Ich erinnere mich nur an ein paar Details, die ich heute amüsant finde – nicht so jedoch meine Familie. Ich war also ziemlich aus der Furche geraten. Mir kommt diese Zeit so vor wie die infantile Amnesie – die die ersten drei Jahre unseres Lebens betrifft. Wir Menschen können uns an fast nichts aus dieser Zeit erinnern. Unser Gehirn scheint diese Jahre einfach auszuradieren. Viele Menschen haben trotzdem Erinnerungen aus diesem Zeitabschnitt, so auch ich. Aber ich weiß nicht, ob sie aufgrund von Erzählungen nachträglich in meinem Hirn verankert wurden. Einige dieser Erinnerungen scheinen auch mit Fotografien verknüpft zu sein. Dank Smartphones wurden meine Enkelkinder wahrscheinlich fast tausendmal während den ersten drei Lebensjahre geknipst. Vielleicht wird dadurch die infantile Amnesie in Zukunft ja zu einer Art Emmentaler Käse der Erinnerung.

Aus Sicht der Psychologen entsteht die infantile Amnesie, weil das Ich-Bewusstsein noch nicht voll ausgeprägt ist. Das Kleinkind entwickelt erst etwa ab dem zweiten Lebensjahr eine eigenständige Persönlichkeit. Zum Beispiel erkennt es sich erst dann selbst im Spiegel. So wie man von einer Person nicht erwartet, dass sie sich für Dinge, die sie während der infantilen Amnesie sagte oder tat, entschuldigen soll, kann ich diese Analogie benutzen, um mich auch nicht entschuldigen zu müssen für meine Aussagen während dem Delirium.

Bis hierhin kann ich diese erste Zeit im Spital nach der Gehirnoperation mit Humor betrachten. In Kurzform: Es war eine

Zeit, in der ich eigentlich nicht existierte, in der nur mein Gehirn Unfug trieb, in der ich quasi neu verdrahtet wurde, und eine Zeit, in der ich wieder zu meinem «Ich» zurückfand, also wieder eine Person wurde. Als ich es damals im «echten» Leben durchmachte, war mir dies allerdings nicht bewusst.

Die Rehabilitation ist ein weiterer Teil der Analogie zum bisherigen Leben. Ich musste wieder laufen und Treppen steigen lernen, und die Physiotherapie habe ich genauso gehasst wie meine ehemaligen Turnstunden. Diesmal verstand ich aber wenigstens, warum mich die Pflegerinnen bemutterten, aber dadurch wurden sie nicht beliebter. Ich musste meinen Zweikampf zwischen Gehirn und Irrationalität wieder aufnehmen, zum Glück nur in der Kurzform.

Ein lieber Freund, der mich im Spital besuchte, erzählte seiner Frau, ich sei fast wieder der Alte, nur etwas bedachtsamer. Ich nahm mir dies sehr zu Herzen, begann, an meinem Zustand zu arbeiten, und konnte die ungewohnte «Bedachtsamkeit» rasch wieder ablegen. Seither bin ich wieder ganz der Alte, vermute aber, dass meine Frau und einige Freunde nun die damalige Bedachtsamkeit durchaus vermissen.

Ich frage mich, ob ich durch das Erlebte etwas gelernt habe … Nein, alles ist wieder so, wie es früher war. Wobei, ein wenig hat es mich schon verändert. Den Göttern sei Dank, dass ich nicht religiös wurde. Epikur sei Dank, dass ich es weiter genießen darf. Mein Lebensmotto «Wir haben nur ein Leben, und das soll man genießen!» habe ich abgeändert in «Man stirbt nur einmal und lebt jeden Tag!».

Ich werde weiter die Irrationalität rund um mich herum bekämpfen, wohlwissend, dass ich ab und zu selbst das Opfer sein werde. Und ich bleibe weiterhin dabei: Sich über Irrationalität lustig zu machen, ist ein Menschenrecht.